「ゆがみ」は自分で治せる！

東洋医学健康研究所 代表
玉木志保美 Shihomi Tamaki

SOGO HOREI PUBLISHING CO., LTD

【全身の骨格】

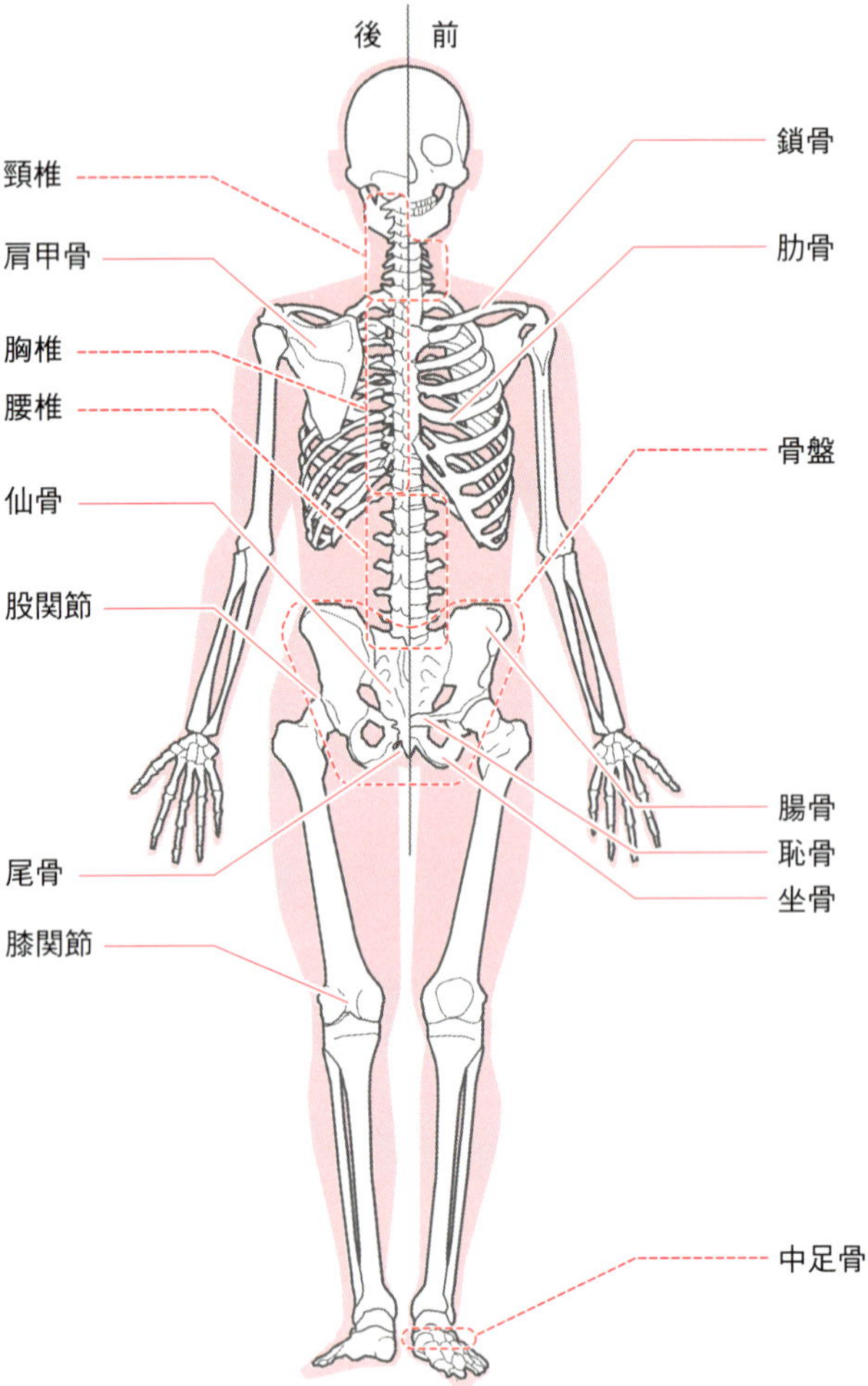

「ゆがみ」は自分で治せる！◆目次

プロローグ
あなたはもっと若々しく健康になれる！

第1章 体の痛みや不調はどうして起きるのか？

第2章 自分の体のゆがみを見つけよう

第3章 人の体はどうしてゆがむのか？

第4章 自分で簡単にできるゆがみ治し！

第5章 美容にも健康にもいい日常の習慣と心グセ

エピローグ

健康で幸せな人生を送るために

プロローグ

あなたはもっと
若々しく
健康になれる!

ズレやゆがみが目立つ人が激増している

この本を手にとってくださったあなたは、いま膝や腰の痛み、頭痛、肩こりなどに悩んでいるのかもしれません。

あるいはやせたい、お腹を引っ込めたい、と思っている方もいらっしゃるかもしれません。

また、美容や健康に意識の高い方で、サプリメントにエステにヨーガ、スポーツに励んでいる方もいらっしゃるでしょう。

そんな方にあらためて知っていただきたいのは、**体のあらゆる痛みや不調をつくる原因は、自分にある**ということです。

生活習慣が美容や健康におよぼす影響はだれしも知っていますから、食事、睡眠、運動など、気をつけている方はたくさんいます。

ところが、どんなにダイエットをしても、健康食品を摂っても、トレーニングをがんばっても痛みや不調がいまひとつ解消せず、やせることもできない方が少なくないのが現実。

一時的に改善したとしても、ダイエットやトレーニングをやめたとたん再発、リバウンドしてしまう場合も多々あります。

では、一体自分のどこに原因があるのでしょうか。

それは**日常の動作がカギを握っていると考えられます。**

立ち方、座り方、歩き方、膝や足首の向き、指の握り方、体重のかけ方。そういった普段のささいな動きやクセが、全身の骨格を変化させてボディラインになっていきます。

ボディラインの崩れは、ただ単にプロポーションの問題となってあらわれるだけではありません。

骨格のゆがみは、悪いクセを繰り返し続けることで徐々に大きくなっていきます。

そして、膝、腰、関節の痛みから、頭痛や肩こりのみならず、むくみ、肥満、便秘、内臓の病気にもつながる可能性があります。

そう、体の痛みも不調も、日常のクセがつくり出しているといえるのです。自分自身が気づかない限り、何らかの治療やダイエットやトレーニングをしても、それらは対症療法になってしまいます。

だとしたら**骨のズレを整えて、骨格のゆがみをとり、悪いクセを改めなければ根幹から体を治すことにはなりにくいのです。**

私は、京都府と東京の南青山で、美容から健康まで総合的なケアをおこなうサロンを運営しています。25年以上にわたって多数の方の体を診てきた経験から、日常の動作と病気の密接な関係を実感しています。

男性でも女性でも、ちょっと太り気味、腰が痛くて、肩こりもつらい、といった方はたくさんいます。

そういったタイプの方は座り姿を見ただけでも、間違った座り方をしていることがわかります。

たとえば男性なら股をガッと広げていますし、女性ならたいてい膝を内側に入れ、床に着けた足先を内側か外側にグニャッと曲げていたりします。あっ、自分のことだ、そう思った方もいらっしゃるのではないでしょうか？

また、駅で立ち姿を見ていると、若い男性も女性も体型が崩れていて、膝、足首の状態が悪い人が増えています。

いまはまだ何ともないかもしれませんが、「あの足を放っておいたら、10年後にはここが痛くなるだろうな、20年後にはこんな病気になるかもしれないな」と大よその予測がついてしまいます。

私がこのように確信するにいたったのは、ひとつの専門分野にこだわらず、常に最善の治療を追求してきたからだと思います。

中国医学、漢方医学、アーユルヴェーダ医学、薬膳、気功、カイロプラクティックなど伝承医学を広く学び続け**「体のゆがみを自分で意識して治していくことが美容と**

健康を守るコツであり基本である」という結論に行き着いたのです。

“骨を動かす”驚きの治療との出会い

私はもともと美術を学び建築デザインを志していたのですが、まったく畑違いの美容と健康の道に入りました。というよりも、次から次へと降りかかってきた出来事の連続のなかで、この道に導かれたといったほうがいいかもしれません。

最初のきっかけは、両親の反対を押し切って結婚して生まれた長女の心臓に問題が見つかったことでした。

いつ手術といわれるかわからない長女のために、いろいろな治療法を調べ、ビタミンや治療薬や食事と添加物のことを真剣に勉強しました。

まだサプリメントが普及していない時代、アメリカから天然型のビタミンEとプロテインを取り寄せたり、添加物抜きの食事療法なども始めたのです。

やがて次なる大きな試練がやってきました。

夫の父親が遊興のために莫大な借金を重ねた結果、体の弱い長女を抱えているにもかかわらず、私たちは生活の糧も店舗も失ってしまいました。

夫の家は飲食店を営んでいたのですが、生活の基盤が根底から崩れてしまったのです。

私は幸いなことに建築の仕事に携わっていた経験があったため、融資を受けて、物件を購入するための有利な手続き等を知っていました。

そこで店舗付きの住宅を手に入れ、飲食店を新たに開くことにしたのです。

娘の治療費のためにと貯めていたお金にまで手をつけた夫の親から離れて、独立することができたのは25歳のときのことです。金融機関から借金をし、ゼロからというよりマイナスからの再スタートでした。

長女の食事に気をつけて栄養や食について学んでいた私は、当時としてはめずらしく徹底して食材と手づくりメニューにこだわりました。そのことが評判を呼んでお店は繁盛しました。

しかし、飲食店の経営が安定してきてほっとしたのも束の間、今度は私の手に異変があらわれました。

年中無休で毎晩夜中まで仕込みをしていたのですが、ある日突然、手に力が入らなくなりました。

痛みもないのにコップも握れず、日ごとに握力はなくなり、タオルや生まれて間もない長男のオムツをたたむことさえできなくなったのです。

どこの病院に行っても、湿布薬をくれるだけで治りません。しまいには「気のせい」と言われて、精神科に回されたりもしました。

精神科に行ったら行ったで「何でここに来たの？」と笑われて、途方に暮れてしまいました。

人から「良い」と言われる治療法は、鍼灸、柔整、骨盤療法などなど、ありとあらゆるものを試しましたが、何の変化もないまま半年が過ぎようとしていたときのことです。

知人から「骨を動かす名人のおじいさんがいる」と教えられて診てもらったことが、

いまの仕事を始めるきっかけになるとはまさか思いもしませんでした。

整骨医であるそのおじいさんは「これは手首じゃ」と言って、ほんの1、2秒キュッキュッとやって治してくれました。

また、中学時代からずっと続いていた股関節の痛みは、「これは足首じゃ」とキュッキュッ。ウソのように治ってしまったのです。

目からウロコ、とはこのこと！　半年間、何をやっても良くならなかった手が動くようになり、長年にわたる股関節の痛みも消えていました。

股関節は、中学生のときに足首のじん帯を痛めたことと、ひどい内股であることが大元の原因だと気づきました。

体と建築物は同じで、体の土台を形作っているたった1カ所の骨のズレが全身のズレになってあらわれます。痛いとか動かないというのはたまたま出現した症状なのです。

骨を動かすだけで、たちどころに治してしまう。「こんな世界があったのか！」と目をみはる思いでした。

必要に迫られて学んださまざまな療法

無事に手が治ったものの、次に私を苦しめたのは夫が働かなくなったことでした。

夫の実家から晴れて独立でき、飲食店が繁盛している矢先に、まじめな人だと思っていた夫が父親と同じように、仕事をせずに売上げを遊びに費やすようになってしまったのです。

店舗付き住宅を購入するときの借金は、まだたくさん残っています。このままではまた飲食店も手放さなくてはならなくなるかもしれない。そう思った私は一大決心をして、エステサロンを飲食店の2階にオープンしました。

もともと私は皮膚が弱くて、一般に市販されている化粧品が合わなかったのですが、唯一使えたのが酵素美容の化粧品でした。

時代はバブル期に入ったころで、良質で自然な化粧品を扱うエステサロンも盛況となりました。

とはいえ、飲食店とサロンの維持は簡単ではありません。

安心な食材にこだわる飲食店もエステサロンも、最初はものめずらしくても、本物を提供し続けなくてはお客さまは離れてしまいます。

サロンでお客さまから頭髪やシミの相談を受けるたびに、「このトラブルの原因は内臓を治さなくては解決できない」とわかると、漢方の勉強をしました。

飲食店でも、より健康によいメニューを開発するため、薬膳料理を学びました。

さらには手と股関節を治してもらったことで、骨と全身のしくみの大切さがわかり、本格的に整体やカイロプラクティックの勉強も開始しました。

飲食店とエステサロンの業務をしながら、あらゆる美容と健康の文献や本を読み、さまざまなセミナーにも参加。

朝の10時から夜の11時まで店に出て、その合間にわずかな暇も惜しんで勉強をし、仕込みをして寝るのが夜中の3時。無理やり時間をつくっては、東洋医学や心理療法などの講座を受講しました。

当時は週に2回、1日お1人だけ体の痛みや悩みを抱える患者さんの治療をさせていただいていました。いまから思えば、まだ治療家として未熟な私を信じてくださり、治療費を払って体を診させてくださった方たちには感謝の言葉もありません。

そうして1993年、満を持して中医学、漢方、薬膳、気功、アーユルヴェーダ、ヘアクリニック、エステティック、カイロプラクティックを統合した「東洋医学健康研究所」を設立。カウンセリングに基づいて、多数のアイテムからお客さまの状態の改善に、美容と健康の両面からケアとアドバイスをおこなうサロンを立ち上げたのです。

この時期は、誇張ではなく朝から晩まで働き詰めに働きました。

働かない夫との離婚も重なり、女手ひとつで子どもたちを食べさせていかなくてはなりません。

店舗新設のためにさらに多大な借金を背負い、事業を安定させるためには、お客さまの信用がいちばんです。

私の父は転勤族で、住み着いたのが京都府でした。とくに地方都市においては、私のようなよそ者がサロンを開設しても、一度「あそこは効かないよ」などという評判が立ったら、客足はあっという間に遠のきます。

今日来た方は、今日治して満足して帰っていただかなくては、信用をなくしてしまいます。

いまになって顧みれば、あのころは「よくぞまあ、がんばった！」と思いますが、踏みとどまることも逃げることもできず、ただただ必死だったのです。

東洋医学健康研究所の運営が軌道に乗ったのちも、私は勉強を続けました。赤ちゃんから高齢の方々まで、どのような悩みにも答えるため、そのつど新たな治療を体得し、ひたすら学びの日々でした。

このように**勉強と臨床を積み重ねていくなかで、全身のゆがみを治す治療法ができあがってきたのです。**

また、このころ私は経営の勉強もしなくてはいけないなと感じるようになりました。

店舗を担保に借金を抱えたからには、経営のことも知らなくてはいけません。私は美大出身ですし、父は公務員だったので、商売のことは何もわかっていませんでした。

無我夢中でやってきましたが、このへんでちゃんと学ばなくてはと考えたのです。

各界の著名人も支持するリ・ジェネセラピー

大阪で開催された経営勉強会で、講演をされたのが船井総合研究所の創業者であり、現在最高顧問をつとめられている船井幸雄先生でした。

その後、ほかのセミナーに出席した折に、船井先生と直接お話をする機会がありました。船井先生は、東洋医学健康研究所がめざす治療に興味をもってくださり、たまたま先生の膝痛を治したことがきっかけとなり、そこから多くのすばらしい出会いがあって、ご縁がどんどん広がっていったのです。

まず関西の政財界の方々の治療をするようになりました。

そして、東京在住の政財界はもとより芸能人や文化人と呼ばれる方たちも診させていただくようになりました。

もっとも私はずっとテレビを見る時間もなかったので、著名な方にうっかり「何のお仕事をされているのですか？」とお聞きしてしまったことも（！）

いずれにせよ注目され責任ある立場の方たちは、みなさん一見丈夫そうでも体のあちこちにゆがみが生じています。そして、どなたも美容や健康には気をつけていらっしゃいます。

そのような方々の骨のズレを治し、全身のケアを施すと、早いうちの処置なので症状は即効的に解消します。

そのうち「東京に出張してほしい」というご要望があったのを契機に、都心にもサロンを開設する運びとなりました。東京でのサロン新設は必然的なことでした。

私は、痛みが消えて喜んでいただいたり、美しいスタイルになって感動していただくのはうれしいのですが、それだけでは痛みや体型の大元を治療していることにはなっていないと思っていました。

各界の著名人の方々は、治療をしたとたん膝や腰の痛み、肩こり、頭痛、肥満などがたちまち改善されて「すごい！　すごい！」とおっしゃいます。

だけど、それはいわば対症療法なのです。

私でなくても、その場でただ痛みをとることのできる治療法なら世の中にはほかにもたくさんあります。

私は、「この痛みはどこからくるのか」を見つけて治すことを究極の目標としてきました。痛みをとって終わりではなく、**根本原因である動きのクセを知っていただき、自ら自己治癒力を高めていただく**ことを志しています。

全国の方に京都府下まで来ていただくのは大変ですが、東京で診られればみなさんも負担が少なく、こちらも腰を据えて治療をさせていただくことができると思ったのでした。

こうして月の半分は京都府、半分は東京で治療をするようになったころ、骨を本来のニュートラルな位置に戻すセラピーがついに完成しました。

数年かけて開発を続けてきた「リ・ジェネセラピー」です。

リ・ジェネとはリ・ジェネレーションの略で「若返る」「構成する」という意味をもっています。

オリジナルの器具「ベッカー」を使用して、延髄に直接働きかける振動波を与えます。神経命令中枢である延髄は、体の組織や器官に命令を出しています。

具体的には、ベッカーを頸椎の位置に押し当て、延髄に微弱な振動を与えることで、全身の骨格のズレやゆがみが正されて、神経の命令が100％伝わるようになるのです。


ベッカーはだれでも安全に簡単に使える器具です。サロンの予約がいっぱいになり、軽症の患者さんはご自分で自宅でもやっていただけるように8年がかりで開発しました。

リ・ジェネセラピーではベッカーによるケアに加えて、カイロプラクティックのテクニックをベースにした手技をおこない、その方の体の問題の箇所にアプローチしま

【リ・ジェネセラピー】

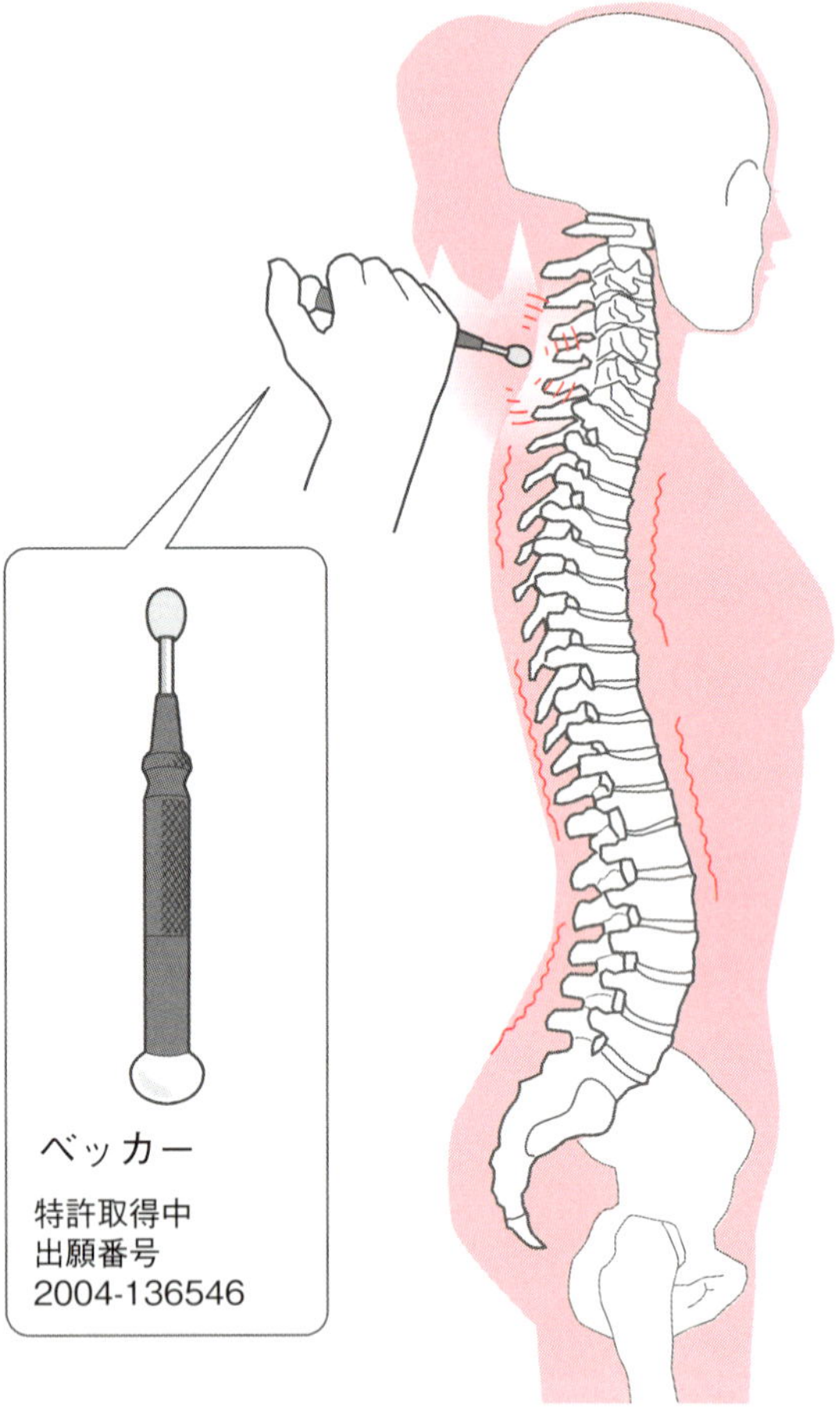
ベッカー
特許取得中
出願番号
2004-136546

す。

また、原因が足にあれば靴についてアドバイスをしますし、ストレスが痛みをもたらしているのであれば心理療法やチャクラ調整なども実施します。

食事の摂り方に偏りがみられれば、食事療法やサプリメントに関してもお伝えしています。

自分がつくった体の痛みは自分で治せる

リ・ジェネセラピーは、**体と心の両方に働きかける全身トータルセラピーです。**

私がそのときそのときの状況において、こつこつと学んできた治療法の集大成がリ・ジェネセラピーといえるかもしれません。

効果は、膝や腰の痛みはもとより、代謝が良くなるのでむくみ、肩こり、頭痛、便秘など、さまざまな不定愁訴の改善が期待できます。

骨が正しい位置にリセットされるため、プロポーションの変化が見られ、ズレやゆがみによって滞っていた機能も回復します。

年齢、性別を問わず、病気の予防から美容目的にいたるまで効果があるのがリ・ジェネセラピーです。正しい骨のニュートラルな位置を体験された方は、

「えっ、お腹の肉はどこにいったんだろう?」

「膝の痛みがなくなって、足の形が変わった!」

「ぷよぷよの二の腕が細くなった! どうして?」

「顔色が良くなって、表情がイキイキとしている!」


どなたも驚きの声をあげます。

女優さんや若い女性の方は「プチ整形したみたい!」とおっしゃいます。

でも、これは決して驚くようなことではありません。骨格が正しい位置に戻っただけです。治療によって健康で美しい体になったというよりも、**本来あるべき自分の姿に戻ったに過ぎないのです。**

最も大事なのは、骨格のゆがみを治すにとどまらず、自分のゆがみはどのようなクセから起こっているのか、原因に気づくことです。

普段の立ち方、座り方、歩き方で、間違った動作がわかれば、それだけで問題の半分は解消したようなもの。自分で意識して正しい動きをすることで、矯正も予防もできるからです。

この本では、リ・ジェネセラピーの理論に基づいて、なぜ骨格がゆがむのかということから解き明かします。

また、体のゆがみをチェックすると、おそらくほとんどの方は自分の骨がいかにズレているかを実感されるでしょう。さらにサロンでリ・ジェネセラピーをおこなった方にお教えしている簡単な体操も一部ご紹介します。

いままで何をしても膝や腰の痛みが解消しなかった方や、ダイエットに挫折してきた方は、ぜひ自分のゆがみに気づくことから始めてください。

人間の体は、本来の自分の姿に戻る力をもっているのです。

問題の原因がわからないまま対症療法的にいろいろなことをやってみても、根本的な解決にはなりません。

ゆがみのメカニズムを理解し、悪いクセを見つけて、日常の中で治していけば、あなたの体はきっと変わっていくはずです。

第1章

体の痛みや不調はどうして起きるのか?

より全身的・即効的・根本的な治療を求めて

世の中には、実にさまざまな治療法や健康法があふれています。

私はこれまでに、カイロプラクティックから中医学、漢方、薬膳、気功、栄養学、アーユルヴェーダ、心理療法などなど、多種多様な分野の勉強をしてきました。

学びのプロセスで、ひとつの結論として得た答えは、**どのような痛みや悩みであれ、まずは体のゆがみを治すことが先決**ではないかということです。

もともとは病気がちの長女のためにいろいろな治療法を学ぶなかで、西洋医学の限界を痛感し、東洋医学に傾倒していきました。

元来、追究するのが好きというか、何事もきちんと調べたい質なので勉強に没頭しました。

しかし、東洋医学健康研究所設立にいたるまで、幅広く勉強すればするほど、唯一無二の万能の方法はないということにも気づきました。

中医学、漢方、薬膳、気功、アーユルヴェーダなどは、長い年月を経て伝承されてきた治療法であり養生法です。それぞれにすばらしい効力があるのですが、いずれも一長一短であるといえます。


また、**西洋医学でも東洋医学でも、治療というのは突き詰めればすべて対症療法です。**つまり、いま体にあらわれている部位の痛みや不調を治すことが目的となります。だとしたら、より全身的な視野で改善をはかり、なおかつ即効性と持続性を両立して、できるだけ根本的な治療をするにはどうすればいいのだろう？

そう考えたときに、**骨に働きかける施術が最善の方法**なのではないかと思いました。

骨格は体の要です。その骨格がどこかゆがめば、連鎖的にいろいろなトラブルが出てくるのは自明の理。骨を正しい位置に戻して、ゆがみによって滞っていた機能を正常にすることを、治療の基本にしようと思い至ったのです。


では、どのようにして骨格の矯正をすればよいのか？

ゆがみからくる症状を治す施術にもたくさんの種類があります。

プロローグで述べたように、私の動かなくなった手と股関節を治してくれたのは、整骨技術を独学で修得したおじいさんでした。

日本では昔から今日にいたるまで、骨を動かし整える整骨（正骨）、主に筋肉からアプローチしていく整体、保険適用になっている柔道整復（接骨）、鍼灸、あん摩、マッサージなどがおこなわれています。

また、西洋では１００年以上前にアメリカでカイロプラクティックが生まれ、多くのテクニックが派生して開発されました。

カイロプラクティックは骨格のゆがみを矯正し、自然治癒力を高めることで、機能障害や機能低下を回復させていくものです。


東洋で生まれた手技も、西洋で生まれた手技も、体を治そうとする目的は一緒でも、理論が違えば技術も違ってきます。

骨を動かすという点では整骨もカイロプラクティックも同じなのですが、私は、カイロプラクティックの重要なコンセプトのひとつである骨と神経の圧迫の関係に着目しました。そして、これをベースにしたオリジナルのセラピーを考案し改良を重ねました。

こうして試行錯誤ののち、神経命令中枢である延髄に直接働きかける振動波を与え、自らの力で骨格を正しい位置に戻すリ・ジェネセラピーが生まれたのです。

それはあなたにとって必要な健康法ですか？

私はいまリ・ジェネセラピーを用いて骨格の矯正をおこなっていますが、これもまたいうなれば対症療法です。

リ・ジェネセラピーによって骨を正しい位置に戻すことで、痛みや悩みを即座に確実に改善することができます。

しかし、対症療法である以上は、原因を見極めなくてはなりません。

体のどこかが痛い、不調が出ている、病気になるということは、その多くが日常の動作のなかで自然の摂理に反したことをしているはずだからです。

痛みや不調のみならず、足が太い、ウエストにくびれがない、顔がゆがんでいるなど、美容の問題も同じです。

だから、**原因を見つけて、間違った動作を正す指導をするまでが治療**だと思っています。

どなたも「痛みがなくなりました！」と喜んでくださるのですが、間違った動作やクセが直らなければ、いずれまた痛くなる可能性があります。

原因を探って元から治さなければ、どんな痛みや悩みも100％完治させることはできないのです。

私は、**痛みや悩みを解決するためには「治すのは自分」という意識が最も大切**だと考えています。

すべての治療法や健康法は対症療法であり、極論すると、厳密な意味での根治療法というものはありません。

ところが、多くの方は「どうして痛くなったのか？」を省みることをせずに、対症療法に頼りがちです。

けれども、もともとの原因を治さなければ、どんな治療法も健康法も効果がないばかりか、逆に体を痛める結果になることさえあります。

現在はカイロプラクティックから鍼灸、気功、整体、アロマテラピーと、心と体を癒す方法はたくさんあります。サプリメントや健康食品も多種多様なものが手に入ります。痛みや不調を解消するためのメソッドも、テレビなどで紹介されています。

それらは無意味ですよ、といいたいわけではありません。

鍼灸、整体、気功、体操、サプリメントによる健康法でも、理に適ったすぐれたものがいっぱいあります。

だけど、自分にとって必要な方法を選ばなければ、結局堂々巡りです。

登山にたとえると、登り口や道を間違えて、一見登っているようでも同じところをグルグルと回っているようなもの。登っているようで下りていたり、目的の頂上まで

【いろいろなセラピー】

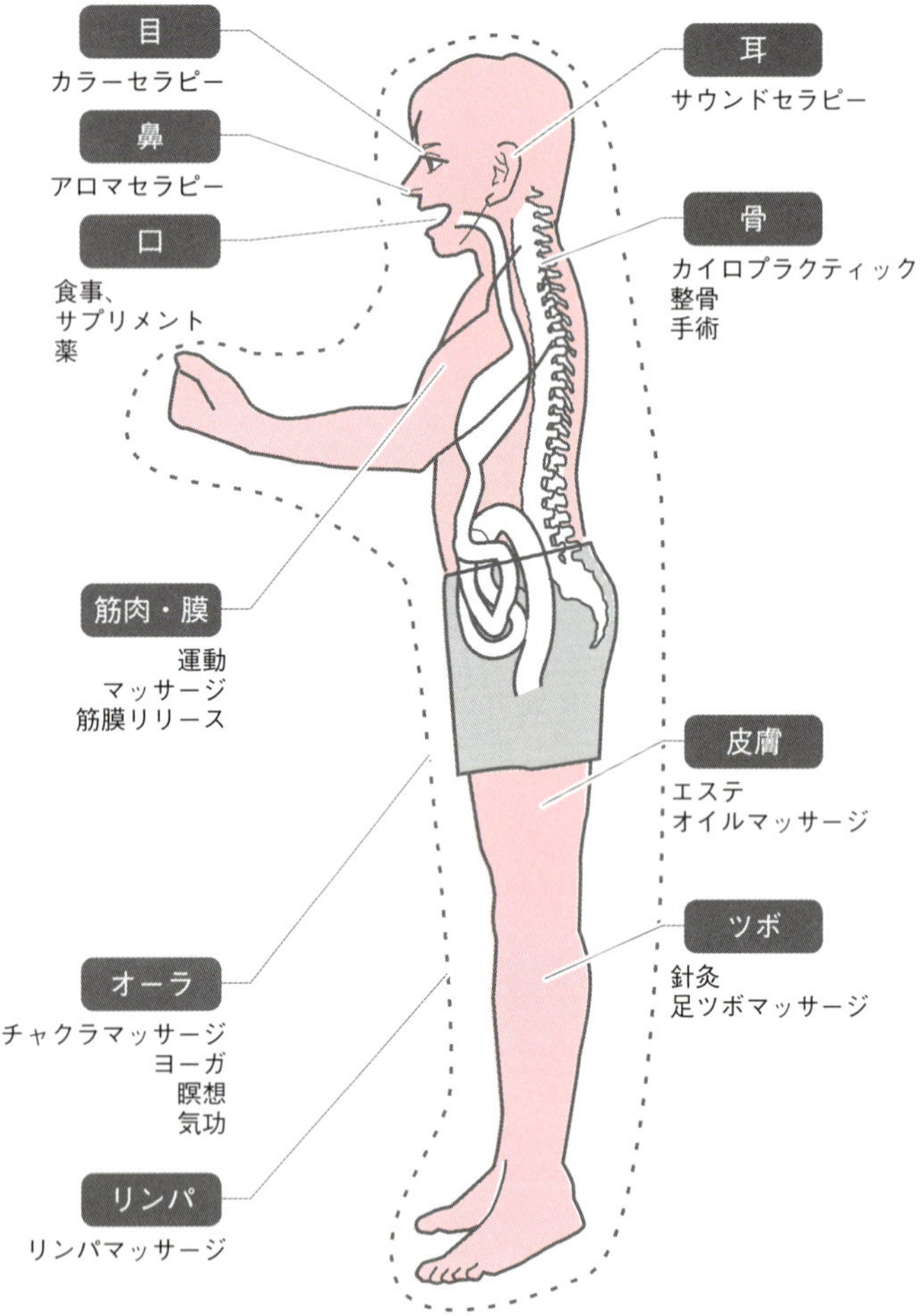
目
カラーセラピー
鼻
アロマセラピー
口
食事、
サプリメント
薬
筋肉・膜
運動
マッサージ
筋膜リリース
オーラ
チャクラマッサージ
ヨーガ
瞑想
気功
リンパ
リンパマッサージ
耳
サウンドセラピー
骨
カイロプラクティック
整骨
手術
皮膚
エステ
オイルマッサージ
ツボ
針灸
足ツボマッサージ

遠い道のりとなってしまうのです。

美容と健康を保つためにいろいろなことにチャレンジしている方は多いのですが、原因を見極めないまま、健康法に次から次へと飛びつく傾向がみられます。

しかし、人によって原因が違えば、必要な方法も人それぞれ違って当たり前。

対症療法だけに頼っても必ずしも良くなりませんし、そもそも自分の痛みや悩みをつくっているのは何なのかがわからなければ、何をやっても無駄な努力になりかねないのです。

美容や健康の情報はあふれていますが、わかっているようで知られてないことも少なくありません。そこでみなさんに質問です。

❶〝痛いところ〟が〝悪いところ〟だと思っていませんか？

❷〝骨は硬くて動かないもの〟と思い込んでいませんか？

❸〝運動は体に良い〟と盲信していませんか？

❹正しい動作は〝立つ・座るから〟だと知っていますか？

❺〝遺伝（ＤＮＡ）はどうしようもない〟とあきらめていませんか？

❻ひとつの治療法や健康法で〝すべてが治る〟と考えていませんか？

いかがでしょうか？「知らなかった」というよりも、「考えたこともなかった」事柄もいくつかあるのではないでしょうか？

これらは骨格からみた美容と健康の大原則。

もしも、あなたがこれまでにあらゆる治療法や健康法を試してもいまひとつ効かなかったとしたら、こうした原則とかけ離れた、不必要なことをしてきたのかもしれません。

美容や健康の問題を適切に解決するためには、自分に合った正しい方法を見つけるのが肝要です。

というわけで、骨格矯正ほか治療法や健康法を選択、実践するうえで、みなさんにぜひ押さえておいていただきたい６つの考えについてご説明しましょう。

1カ所のゆがみが全身のゆがみになる

これまで数多くの方の治療に携わってきましたが、〝痛いところ〟が〝悪いところ〟とは限らないということは、意外と認識されていないようです。

あなたが膝や腰の痛み、肩こり、姿勢の悪さなどに悩んでいるとしたら、問題の箇所をどうにかしようとして、いろいろなことを試しているでしょう。

たしかに私たちは不調があらわれると、どうしても痛いところにばかり目がいってしまいます。そして、問題箇所を直接治療したりケアをして何とかしようと試みます。

けれども、**痛いところだけ治そうとしても完治はあまり期待できません。**

たとえば電話やドライヤーのコードが使っているうちにねじれて、グネグネのダンゴ状態になった経験がありませんか？

症状	
頭痛　神経症（過敏）　不眠症　冷頭症　高血圧　健忘症　慢性疲労　めまい　半身不随	頭 1
副鼻腔炎　アレルギー　斜視　難聴　目の障害　耳痛　失神　丹毒　むちうち症　頭痛	頭 2
神経痛　神経炎　にきび　湿疹　難聴　肩こり	頭 3
鼻かぜ　聴覚減少　アデノイド　カタル　枯草熱　扁桃腺	頭 4
咽頭炎　声のかれ　喉の症状　風邪　咳　喉の痛み　むちうち症　気管支喘息	頭 5
首のこり　上腕痛　扁桃腺炎　喘息　甲状腺腫　バセドー氏病	頭 6
五十肩　風邪　甲状腺のいろいろな症状　むちうち症　気管支炎	頭 7
喘息　咳　呼吸困難　息切れ　前腕痛　肺気腫　手の痛み　血圧亢進症　心臓内膜症　外膜炎	胸 1
心臓機能障害　胸の障害　動脈硬化　乳汁欠乏	胸 2
気管支炎　肋膜炎　肺炎　風邪　一時性窒息	胸 3
胆のう障害　黄だん　帯状疱疹　肩こり　胃酸過多　欠乏症	胸 4
肝臓障害　熱　低血圧症　貧血　循環異常　関節症　悪寒　膵炎	胸 5
胃の病気（神経性胃炎・胃のもたれ・胸やけ・消化不良・口臭）	胸 6
かいよう　糖尿病　胃炎　胃カタル　食欲不振　胃潰瘍	胸 7
しゃっくり　抵抗力減退　白血病　消化不良　糖尿病	胸 8
じんましん　アレルギー　アトピー　小児マヒ　下肢マヒ	胸 9
腎臓障害　動脈硬化　慢性の疲労　腎炎	胸 10
にきび等の皮膚の症状　ふきでもの　湿疹　尿道炎　尿失禁	胸 11
リウマチ　腹部膨張痛　不妊病	胸 12
便秘　腸炎　赤痢　下痢　ヘルニア　脱腸	腰 1
呼吸困難　静脈瘤　虫垂炎　痙攣　皮膚炎　肌荒れ　ニキビ	腰 2
膀胱疾患　生理痛　生理不順　流産　夜尿症　尿道炎　インポテンツ　更年期障害　膝疾患　生殖器疾患	腰 3
坐骨神経痛　腰椎症　排尿疾患　腰の痛み	腰 4
足の冷え　足首の腫れ　足のつれ　痛み　脚の循環異常	腰 5
仙腸部の症状　脊椎の歪曲　下肢の長短　脚の痙攣　坐骨神経痛	仙骨
痔疾患　座ったときの痛み　掻痒症　腰痛　生殖器疾患	尾骨

【脊髄のゆがみからくる症状】

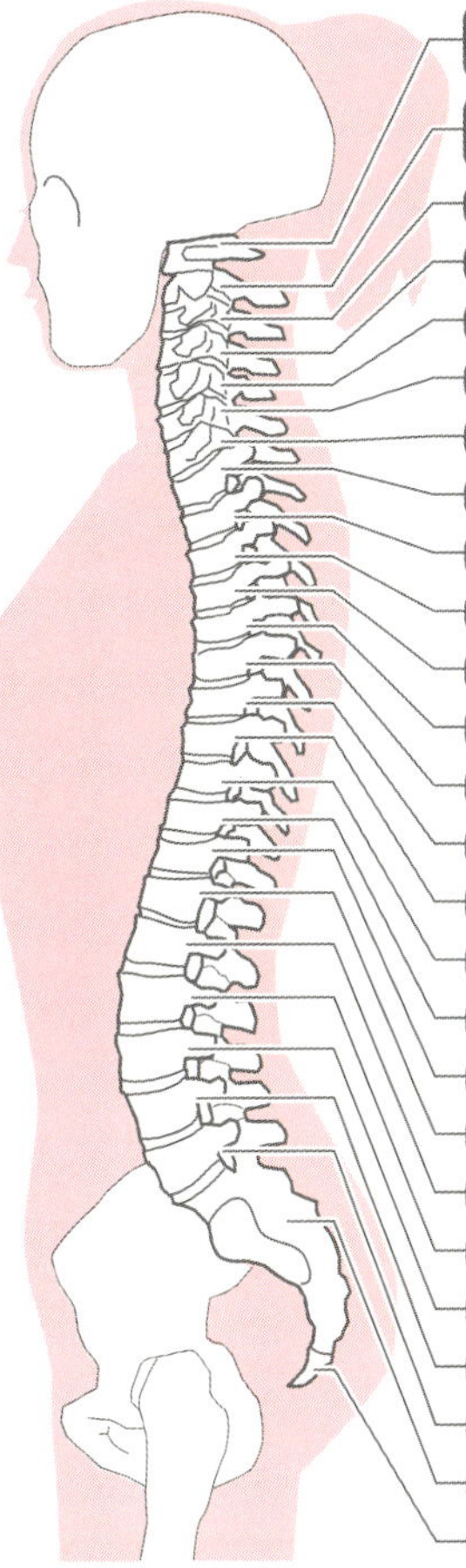

	部位
頭１	頭部への血液供給　下垂体　頭髪　頭蓋骨　脳　内耳　中耳　交感神経支配
頭２	眼　眼底神経　聴覚神経　副鼻腔　乳様突起骨　舌　前頭骨
頭３	外耳　歯　三叉神経　顔面骨　頬
頭４	鼻　口びる　口　耳管
頭５	声帯　首の腺　咽頭
頭６	首の筋肉　肩　扁桃腺　甲状腺
頭７	甲状腺　肩の周辺筋　肘
胸１	前腕部　手　手首　指　食道　気管
胸２	心臓　弁膜　心臓血管（冠状静脈）
胸３	肺　気管支　胸膜　胸部　乳腺
胸４	胆のう　総胆管
胸５	肝臓　腹腔神経叢　血液
胸６	胃
胸７	膵臓　十二指腸　ランゲルハンス島
胸８	脾臓　横隔膜
胸９	副腎
胸10	腎臓
胸11	腎臓　尿道
胸12	小腸　リンパ腺循環　卵管
腰１	大腸　鼠径部
腰２	虫垂　腹　大腿部
腰３	性器　子宮　膀胱　膝
腰４	前立腺　腰椎位の筋肉　坐骨神経
腰５	足首　足　下腿部　足指　足底部
仙骨	寛骨　臀部　股関節
尾骨	直腸　肛門部　副交感神経症　膀胱

このねじれは、電話やドライヤーのコードの根元を持ってぶら下げることで、クルクルと回って戻っていきます。

ところが、ねじれてダンゴになったところをいくら引っ張っても、左右に分散されるだけでまた違うところにねじれが出てきます。

人の体も同じなのです。腰が痛いとしたら、直接腰を触って治そうとすると、とりあえず腰の痛みはなくなったけれど、しばらくするとほかのところが痛くなるのはよくあること。ねじれたコードと同じ結果になってしまうのです。

体はひとつながりの器ですから、1カ所に問題が起きれば、バランスをとろうとして全身のゆがみをつくり出します。

そのゆがみが神経におよぶと痛みを出して、体はSOSのサインを発信します。

たとえば踵がゆがむと膝がゆがみ、股関節がゆがんで骨盤にまで影響をおよぼします。

あるいは指1本がズレれば手首がズレて、肘、肩、首の頚椎とゆがんでいきます。

骨はズレそうになるとズレまいとして痛みが出ることがありますが、ズレきってしまうと痛みが消えて、今度はつながっている骨にズレが移ります。

このように1カ所のズレは、パズルのごとく全身のゆがみとなっていくのです。

気をつけなくてはいけないのは、痛みの元になっているゆがみが内臓の病気にもつながるおそれがあるということです（P44・45参照）。

私たちの体には無数の神経が張り巡らされていて、臓器の機能を調節しています。頸椎がズレている人は非常に多いのですが、首の骨のズレは胸椎や腰椎のズレにおよび、首から腰までつながる背骨に囲まれて通っている脊髄に影響がおよびます。

そうすると神経の圧迫が生じて、圧迫されている部分の臓器の機能が落ちてしまうのです。

P44・45の図を見ると、胸椎の6番、7番は胃や膵臓、十二指腸の働きと関わっています。

たとえば背中に痛みが出ていて、空腹時にみぞおちのあたりが痛み、食欲もなく、病院で検査をしたら、胃潰瘍と診断されたとしましょう。

胃潰瘍はピロリ菌やストレスが原因というのが定説になっていますが、すべての病気は複合的な要因があるので、姿勢の悪さからくる胸椎のゆがみが関与していることも推察できます。

ですから、どの部位にしてもいまは軽い痛みだけだとしても、痛いと感じている箇所だけの治療は注意が必要です。

〝痛いところ〟が〝悪いところ〟とは限りませんし、原因は別の箇所にあるかもしれないからです。

さまざまな痛みや悩みの改善、解消のためには、**骨格の全体の位置をいったんリセットすることが遠回りのようでも近道になる例が多くあります。**

骨格をゆがませる元は、自分でつくり出したものです。

日常の歩き方が踵をゆがませ、足首をゆがませ、背骨をゆがませて、どこかに痛みが出てきます。あるいは、肌荒れ、便秘、頭痛から、内臓の症状となってあらわれるかもしれません。

なのに、問題の箇所だけを見て、治療をしたりケアをしたりしても本当の解決にはなりにくいのです。

無意識の動きが骨を動かしてゆがみをつくる

〝骨は動かないもの〟と思っている方が多いのですが、そんなことはありません。

治療に来られた方に「骨は動くんですよ」と言うと、ほとんどの方が「えっ！　骨が動くってどういうこと？」と言います。

硬い骨は動くはずがないし、変化などしないもの。あなたもそう思っていませんか？

骨も実は新陳代謝を繰り返しており、半年前の骨はいまはありません。そして**骨は簡単に動いてどんどん形状を変えるのです。**

骨格がゆがむのは、骨がたやすく動いてズレるからにほかなりません。

たとえば頸椎1番と2番は、事故などの衝撃がなくても、その人の動作のクセや姿勢の悪さ、ネガティブな心の問題でもズレてきます。

カイロプラクティックの理論では、首の骨がズレると腰の骨のズレとなり、頭の骨のズレは骨盤のズレとなってバランスをとろうとします。これを元の位置に戻さなければ、首から胸椎、腰椎へとズレがおよんで、背骨が不自然な形状になってしまいます。

困ったことに、悪影響はすぐにあらわれるわけではありません。

骨がズレた状態になっていると、まわりの筋肉やじん帯はズレた状態に合わせるように徐々に変化してきます。

そうなると不自然ながらも体は動きますから、ズレた状態に慣れきってしまうのです。こうしてズレた状態が続けば続くほど、あちこちで不調が起きますし、何らかの病気を発症するリスクもあります。

みなさんに**ぜひ知っていただきたいのは、骨は自分で動かせるということです。**

だれでも無意識のうちに日常的に骨を動かして、ズレやゆがみをつくっているのです。ということは、**自分がつくったズレは、自分で治すことができます。**

治らないと思っているO脚やX脚、曲がった足、広がった胸やお尻、なで肩、いかり肩も、正しい形にリセットすることができるのです。

〝骨は動かないもの〟と思い込んで、痛む膝も腰も、自分では治すことはできないとあきらめている人はたくさんいるはずです。

そうして体操やマッサージで血行を良くしたりして、とりあえず痛みをやわらげようとしているのでしょう。

もちろん体操もマッサージもやって悪いわけではありませんが、それ以前に骨格そのものを動かしたほうが早いですよね？

家の配水管が曲がって、詰まって流れにくくなっているとしたら、曲がっているところを直したほうが効率的です。曲がったまま、ゴシゴシお掃除をして水を流そうとしてもその場しのぎの対処でしかありません。

骨は簡単に動きますし、日常の動作に気をつけるだけでも、正しい位置にリセットすることはできます。

ですから、まずは体のゆがみを整えてから、体操やマッサージやトレーニングをしたり、健康器具等を利用することをおすすめします。

運動をすればするほど骨のズレは大きくなる

体操やトレーニングは、注意してやっていただきたい健康法といえます。

健康のためには運動をしましょう、と言われています。そのため病気や老化の防止、ダイエットや美容のために、運動をしている人がたくさんいます。

だけど、骨格がゆがんだ状態で鍛えると、どうなるか考えてみてください。

ゆがんだまま運動をしても、いびつな形で間違った筋肉がつくだけです。建物だってそうですね。基礎の骨組がゆがんでいるのに、どんなに立派な内装工事をしても、柱や天井や壁にひずみが出てきます。

【いろいろな健康法を試す前に】

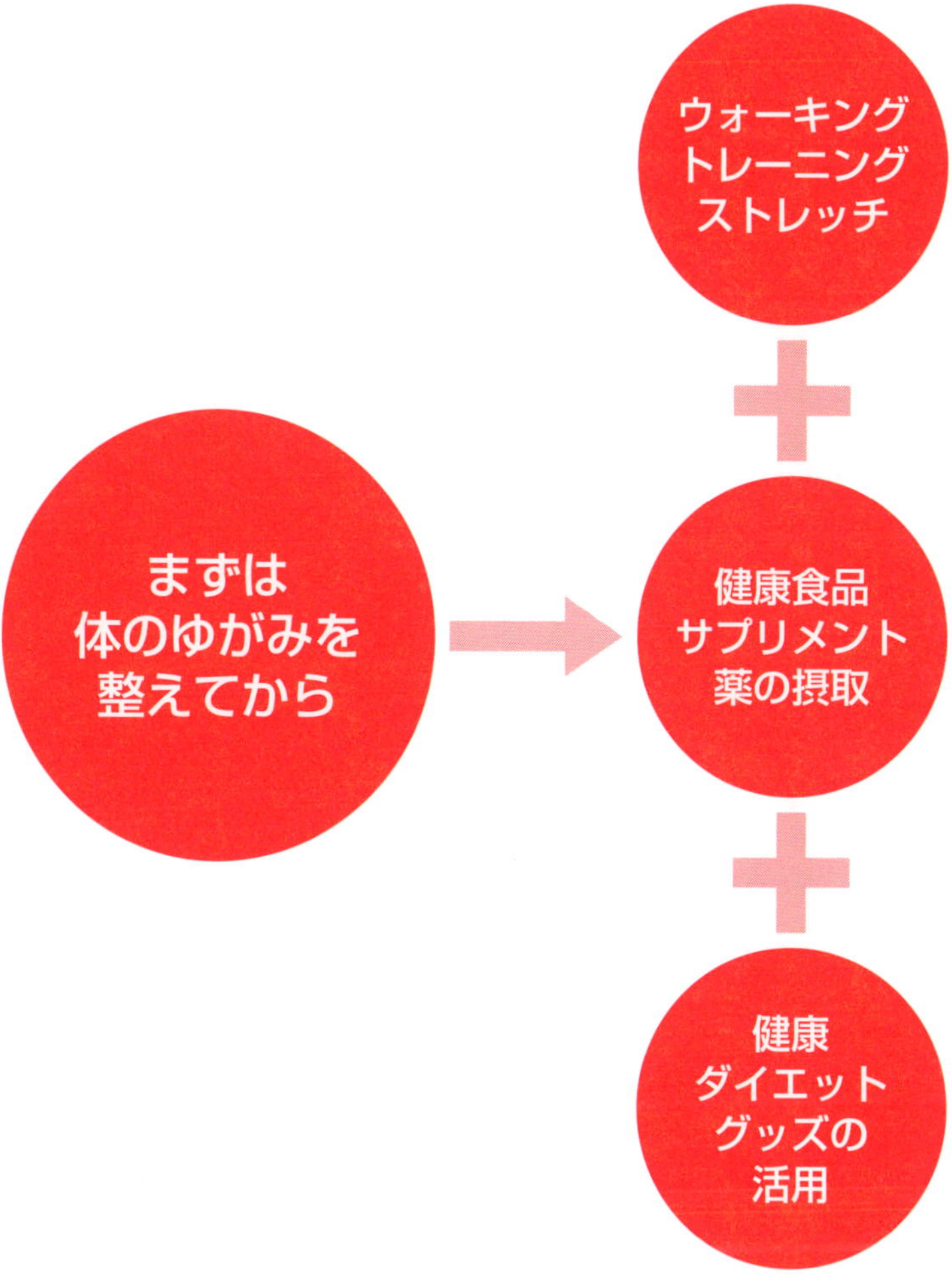
ウォーキング
トレーニング
ストレッチ
まずは
体のゆがみを
整えてから
健康食品
サプリメント
薬の摂取
健康
ダイエット
グッズの
活用

体も同じで、**間違った骨格のまま、むやみやたらと運動をすることでゆがみが大きくなり、痛みや病気の元をつくるリスクさえあります。**

たとえば内股の女性がジョギングやウォーキングをしたら、ますます膝は中に入って、骨盤が広がってきます。

そういうタイプの女性は、生理痛がひどく便秘がちという傾向がみられますが、よけいに悪化することもあります。

ジョギングやウォーキングで一時的にダイエット効果があり「健康になった！」と感じるかもしれませんが、骨盤に無理な負荷がかかったことで、将来的には消化器や子宮の病気の要因になりかねません。

骨格のゆがみと運動については後の章で述べますが、とにかく〝運動が体に良い〟と信じ込むのは要注意です（明治や大正生まれの、元気で長生きなお年寄りは、現在の方々のように、健康のためにと、ジムに通ったりしてやたらと運動をしていたでしょうか？）。

体を動かす健康法は、できるだけ骨格のゆがみをとって本来の正しい位置に戻してからやっていただきたいのです。

スポーツというのはどれも、基本的に一方向の動作の反復です。足首や膝や骨盤がねじれた状態で、ムチャクチャにきつい運動を繰り返したら、いずれどんな結果になるか想像はつきますよね？

大勢の方の矯正をしてきた私の経験からいうと、若いときに何かひとつの運動に励んだ方ほど、ゆがみがとても厄介な状態になっています。

逆に運動が苦手であまりまじめにやってこなかった方はゆがみが少なく、加齢とともに痛みが出ても治りやすいのです。

とはいえ、運動そのものがいけないといいたいわけではありません。

ここは私の理念の根幹に関わることなので強調したいのですが「トレーニングも体操もやってはいけません。骨格のゆがみを治すだけで、美容や健康の問題は全部解決します」といいたいわけではないのです。

痛みや悩みの根本原因は人によって千差万別です。

なかには痛みの原因が、本人は気がついていなくてもトラウマやメンタル面からきている方も多くいます。そういう方は、骨格矯正をおこなったうえで、アーユルヴェーダがいう「楽しい程度の運動」によって心身のリフレッシュをしたほうがいいのです。

運動だけに限らず、**骨格のゆがみを矯正してから、プラスアルファその人にとってベストであると考えられる方法を追加する**のが、いちばん効果的な健康法になるというのが私の考えです。

あなたがいま「健康のためにがんばって運動だけをしている」としたら考え直してください。もしかしたら逆に体を痛めている可能性があるかもしれません。

赤ちゃんのときから始まっている骨格のゆがみ

骨は簡単に動きますから、日常の動作でズレたりゆがんだりします。そのうえ無理な運動をすると、ズレやゆがみはもっと大きくなります。

すなわち骨格のゆがみは日々の積み重ねでつくられるものであって、ゆがみを引き起こしているのは自分の動作です。

だから、ゆがんだことにより痛みや何らかの支障があらわれているなら、間違った動作を正しい動作に直していくことが改善の基本なのです。

そのとき**最も大事なのは〝正しく立つ・正しく座る〟ことです。**

正しく立つ、正しく座るができないのに、正しく歩く、正しく動くことはできません。

立つ、座るは、人の動きにおいていちばんの基本動作で全身運動。まずこれが間違っていたら、年齢を重ねるごとにあちこちの骨がズレていき、ゆがみが全身に波及していくことになります。

骨格のゆがみは、実は、赤ちゃんのときから始まっています。

赤ちゃんは、いきなり歩き出したりはしません。一生懸命寝返りを打ったり、立ち上がって繰り返し踏み込んでは転んで、ようやく歩くことができるようになります。ところが、よちよち歩きの時期に間違った立ち方、歩き方をしてしまうと、足、骨盤、全身の位置が決定づけられてしまいます。

赤ちゃんが無意識でおこなう足のパタパタとした動き、立ち方、歩き方で、一生の足の形が決まっていくのです。

また、現在流行っているだっこ紐や車のチャイルドシートは、赤ちゃんの両足を180度近く広げるので、それも大きな問題だと感じています。

こうしてO脚、X脚、下半身太りといったプロポーションの問題から、膝や腰の痛み、むくみなどのあらわれやすい体質になる要因をつくってしまうのです。

では、どうして人は赤ちゃんのときから間違った立ち方や座り方をしてしまうのでしょうか。

日常動作の間違ったクセのかなりの部分は、ＤＮＡに組み込まれていると私は考えています。

東洋医学健康研究所のサロンでは、おじいさん、おばあさんが腰や膝の治療をされて、お子さん、お孫さんも「診てやってほしい」という患者さんが大勢おられます。長年、多くの親子やお孫さんといったご家族を治療させていただき、その人の動作と遺伝の結びつきは、ほぼ確信に変わりました。

みなさんは、生まれたての赤ちゃんはまっさらな状態で生まれてくると思っていませんか？

ところが、違うのです。赤ちゃんを見ると「口元がお父さん似だね」とか「目元がお母さん譲りだね」というように、動作も意識レベルで受け継いでいます。

やがて大きくなると、一緒に住んでいるわけでもなく、教えられたわけでもないのに、親やおじいさん、おばあさんと似た動作をします。

「座っている姿がおばあちゃんそっくり」とか、「お母さんと同じ足の形をしている」とか、「おもしろいね、お父さんと同じように、顔を傾けて頬杖をつくよね」などと言ったりしますよね。

これは子どもが親を見て真似をしているというより、DNAによるところが大きいと考えられます。

その結果、**中高年になると両親や祖父母と同じ痛みがあらわれます。**

つまり赤ちゃんのときから遺伝によるクセや、子宮の環境に起因するクセをもっていたのが、年をとって同じ骨格のゆがみが生じ痛みとなって出現したということです。

生まれてきた時点で、体の不調や痛みをもたらす原因を内包しているといえるのです。

親譲りの膝や腰の痛みは予防ができる

中高年で膝や股関節や腰の痛みに悩んでいるほとんどすべての方は「親もそうだったからしようがない」とか「親のようにはなりたくない」とおっしゃいます。

サロンに来られる方の中には、おじいさんやお父さんと同じくガニ股で、股関節が痛いという男性は数えきれないほどいます。中年になって膝が痛いという女性で、お話を聞くと、お母さんも膝痛で正座ができないという方もたくさんいます。

そんな方々に**認識していただきたいのは、ＤＮＡは意識で変えられる**ということです。

ご両親が膝や腰に痛みが出てきたり生活習慣病になると、みなさん「わが家はこういう体質で自分もそうなるんだろうな」とあきらめ気味。

でも、あきらめるのは早いのです。正しい動作を習慣づけて、自分のクセに取り込んでしまえばＤＮＡを覆すことも可能なのです。

たとえば若い女性で、「Ｏ脚を治したい」という方は多いのですが、おそらく親御さんも同じ足をしていて、そろそろ膝痛が出てくる年代になっています。

若い女性が現在Ｏ脚だということは、それはただ見た目が美しくないということにとどまらず、年をとったら99％親御さんと同じ痛みがやってきます。

そういう方にはいつも、こんなふうにたずねています。

「お母さんは、普段どんな立ち方や座り方をされていますか？」
「そういえば、膝に手を置いて、よっこらしょと立ち上がっています」
「やっぱり。あなたもやっていますよ」
「えっ、ホントですか!?　気がつかなかった」

私はその方がドアを開けて入ってきた瞬間から、ずっと動作を注視しています。

ＤＮＡに刷り込まれたクセは、たいがい気づかずに無意識でやっているもの。だとしたら、「よっこらしょ」と膝に手を置いて立つクセをやめることから始めたほうがいいのです。

予防のために**いちばん簡単なのは、お父さん、お母さんの動きを観察して、逆の動作をすること。**

自分と似ているお父さんがいつもソファにふんぞり返ってテレビを観ているなら、ふんぞり返って座るのはやめる。

自分と似ているお母さんが椅子から立つときに、両膝を内側にグッと入れて立つとしたら、膝をまっすぐに向ける。

　または自分と似ている親族の人がガニ股、O脚、X脚だとしたら、意識して膝、足首、足先の向きを正すだけでも、大きな予防効果があるのです。

　年をとって、痛みがひどくなってからどうにかしようとしても、気力も体力もなくなりますし、病院に行っても、痛み止めや湿布薬でスッキリ治るというわけにはいきません。

　キレイな足になりたいと願う若い女性は、30年後、40年後の膝の痛みなど想像すらせずに、O脚を治すための体操をがんばってやっている方が多いでしょう。

　でも、その前にO脚になったのはなぜなのかを理解して、まず日常生活のなかで骨格を矯正すべきです。

　O脚を治す体操だけをしていても、生まれたときから備わっている親譲りの動作が変わらなければ、体操をやめたとたん元通りになってしまう可能性大。

　できるだけ若いうちから、正しい骨格の位置を意識してほしいと思います。

痛みや病気を治す方法はひとつではない

さて、ここまで骨格矯正の観点から改善のための考え方を述べてきましたが、痛みや病気を治す方法にはいろいろなものがあります。

まず**大きく分けると、西洋医学と東洋医学に分類されます。**

西洋医学、つまり近代医学の歴史は200年余り。東洋医学の4000年から5000年におよぶ歴史と比べると臨床の年月は短いといえます。

近代医学は、顕微鏡が誕生してから発達してきたので、敵が目に見える感染症などの治療は得意とするところです。

ところが、現代社会においては細菌や感染症による死亡数は激減して、現代人を悩ます病のほとんどは、敵を見つけることのできない生活習慣病から発する心筋梗塞、脳梗塞、がんとなっています。

一方、インドのアーユルヴェーダ医学、中国医学、韓国の東医学、中東のユナニ医学、日本の漢方医学と、この５つを合わせて東洋医学といわれています。

東洋医学は「心身一如」といわれるように、人の体は小宇宙であり、その人のエネルギーのバランスが崩れると病気になるととらえていますので、基本的に病名はつけません。

ですから、東洋医学ではカゼひとつとってもお薬も治療法も人によって異なり、また刻々と変化する症状でも違ってくるのです。

ここでお伝えしたいのは、**西洋医学と東洋医学とどちらがすぐれているかではなく、うまく使い分ける知識をもつことが大切**だということです。

たとえばカゼを引くと病院で解熱剤、抗生物質、ビタミン剤の入ったお薬をもらいます。

カゼは「風がつれてくる邪気」であるという意味で「風邪」と書きます。

湯ざめや寝冷え、悪寒や咳など、私たちの知っているいわゆるカゼの症状全般ですが、敵が見つかりません。

これは漢方が得意とするところで、「風のつれてきた邪気」を汗や尿で追い出したり、「気」の滞りを散らします。

初期の状態が漢方薬と合えば、ものの5分以内でその症状は軽減します。処方が合っていなければ効かないけれど、かといって大きな害はありません。ですから、漢方医の腕の見せどころです。


しかし、喉が痛いなど、雑菌が関与すれば、抗生物質のほうが早いですし、インフルエンザとなると、「ウイルス」という敵が見えているわけですから、早ければ受容体であるインフルエンザ薬が即効性があります。

これを骨から見ると、免疫に関わる骨がいかに正常に働ける位置にあるのか、中医学でいうところの「後天の気」の要となる骨がいかに働くか、要するに脳からの神経命令が、いかにすべての臓器に100％行き届いているのか、というところに行き着きます。

つまり、それぞれ病気のとらえ方が違うので、治療法も全然違ってくるのです。方法はひとつではありませんよ、ということです。

重要なのは、ひとつの考えや方法に固執せずに、中庸の考えで治療を選ぶことだと思います。

西洋医学でも東洋医学でも民間療法でも、専門分野の領域だけで判断すると、患者さんにとって最善の治療を見誤る危険性もあるからです。

症状によっては、薬よりもよほど効き目のある健康食品があります。薬に頼らずに、食事療法で十分な場合もあります。骨格を正せば治る症状なのに、薬を大量に投与して内臓を痛めてしまったり、ということもあり得ます。

ひとつの専門科の門を叩くと、ひとつの方法しか提示されません。

たとえば腰椎椎間板ヘルニアだったら、整形外科では、切除手術や牽引やブロック注射による治療がおこなわれるでしょう。

しかし、カイロプラクティックや整骨の考えでは切ることはおすすめしませんし、腰椎のゆがみを矯正して治そうとします。

かくも専門分野によって見方も治療の方法も異なるのです。

しかも、どんな分野の治療でも経験が豊富な**すぐれた専門家であればあるほど、患者さんの全体が見えないというマイナスの側面もあります。**

近年は現代医療においてもホリスティック（全人）医学が普及してきましたが、まだまだ不十分です。

西洋医学から東洋医学、民間療法まで、もっと広い選択肢の中からベストな治療法を選んでおこなう医療の浸透が期待されます。

治療を受ける側もまた、「この治療で治してもらおう」というお任せ意識を脱して、自ら調べて選択することが大事だといえるでしょう。

原因がわかれば気持ちも痛みもラクになる

みなさんは西洋医学であれ東洋医学であれ、治療を受けるときは「とにかくこの症状をどうにかしてほしい」と願っているはずです。

そして治療によって痛みが消えたり、ラクになれば「よかった！　治った！」と思うのではないでしょうか。

でも、「治る」というのは本来どういうことなのでしょう。


美容や健康の悩みに対して、私がおこなう治療には２つの大きな目的があります。

第１の目的は、主にリ・ジェネセラピーを用いて、骨格のズレやゆがみを正すこと。それによって痛みや悩みの改善、解消が可能になります。

第２の目的は、その方の全身を診て、痛みや悩みをつくっていた根本原因はどこにあるのかを探り、自ら気づくお手伝いをすることです。

私は、大切なのはむしろ第２の目的だと考えています。骨格のゆがみをとることで、たとえ腰の痛みが即効的になくなったとしても、O脚が治ったとしても、やせたとしても、それだけでは完全に治ったことにはならないと思うからです。


たとえば椎間板ヘルニアという病は、骨と骨の間の軟骨が飛び出て、神経に触るので痛みやしびれが出てきます。そのとき軽度であればビワの葉や電気療法などで、あたためて血液の流れを良くして、痛みを散らしたり、牽引して軟骨の圧迫を取り除こうとしたり、重症であれば病院で神経を触る軟骨を悪いものとして切除してしまいます。

また、運動して筋肉を鍛えるというのが定番かもしれません。

しかし、軟骨が飛び出るほどの圧迫の元は何なのか？「なぜこうなったの？」という根本原因を見つけることが大切だと思います。

「ここがゆがんでいるということは、普段どんな立ち方、座り方をしていますか？」
「どうしてこういう立ち方、座り方になってしまうのでしょうか？」
「この立ち方、座り方がクセだとしたら、足のケガをしたことがありますか？」

原因をそうやってどんどん突き詰めていくと、その方のクセがわかり、日常生活において動作をアドバイスできます。

また、食事や漢方のほか、生活全般についても適切な提案ができます。

ですから「治す」ためには、根本原因を探らなければならないのです。そして、患者さん本人も「治る」（正しい位置に戻る）ために、根本原因を理解して改善する努力をしていただきたいのです。

どんな痛みも悩みも、自ら原因を知るというのはとても大事なことです。

なぜなら、**原因がわかれば自分のせいであることがわかり、不安がなくなりますし、自分で「治す」ことができるからです。**

人はだれでも、体に問題が出ると「この痛みは何なんだろう？」と不安にかられるものです。

だから病院に行くのは、痛みをとってもらいたいという目的もありますが、それと同時に「これは何々です」と病名を教えてもらって安心したいのだと思います。

たとえば何だかよくわからないけれど、首が痛くて、腕や手がしびれるとします。そのときに整形外科で診てもらって「頸椎ヘルニアですよ」と言われると、「ヘルニアだったんだ、わかってよかった」とホッとしたりしませんか？

しかし、**病名イコール原因ではありません。**

病名がわかったからといって、頸椎ヘルニアが治るわけではないですよね？　さらにいうなら治療をして症状がやわらいでも、原因がわからなければ、再び首が痛み出すリスクを抱えたままです。

それより、その**病名の大元の原因を「自分がつくっている」と知ることのほうが、気分はずっとラクになります。**

頸椎ヘルニアになったということは、おそらく首の骨を痛めるような動作をしているはず。

「そういえば仕事でずっとこういう姿勢をしていたな。元はこれだったのか」とわかった瞬間、痛みは半減します。

「なんだ、原因は自分にあったんだ」と気づいたら、痛みの元になっていた姿勢をやめればいいとわかりますし、完治への希望がわいてきます。

ぎっくり腰なども、治療をして痛みはおさまったものの、根本原因がわからなければばいつまでたっても不安ではないですか？

よく腰に「爆弾を抱えている」という言い方をしますが、その爆弾を取り除くためには、自分の中の原因を知ったほうがいいのです。


私もかつて整骨医のおじいさんに股関節の痛みを治してもらいましたが、しばらくするとまた痛みがぶり返してきました。

おじいさんは中学生のときからの股関節の痛みを、その場で足首が原因と見抜いて、ものの数秒で治してくれました。「すごい！　これは神業だ！」と驚きましたが、数週間もすると再び痛くなってきました。

せっかく治ったのにどうしてなんだろうと、よくよく考えてみたら、「そうだ、中学時代にじん帯を痛めてギプスをして足を引きずっていたんだ」と思い出しました。

じん帯損傷は治っても、ギプスを外してからは足首が内側に入り込んで、自分で自分の足にけつまづいてしまうような骨格の位置になっていたようです。

じん帯を痛める以前から、私はもともとひどい内股だということにも気づきました。

「そうか、股関節が痛いから股関節が悪いんだと思っていたけれど、痛みの元は足首で、原因は自分のクセだったんだ」とわかり、霧が晴れたようにスッキリしました。

股関節の痛みの直接の原因は足首で、大元の原因は内股のクセだったのです。

内股のクセに気づかずにいたら、私はいまでも股関節だけを治そうとして、あちこちの病院を転々とし、再発しては治療をするということを繰り返していたでしょう。

先にも述べましたが、すべての治療は対症療法です。根本原因に気づき自らが治していく。本当に「治る」というのは、そういうことだと私は思います。

自分の体の状態を正しく把握していますか?

だれでも痛みや不調があれば治療をしますが、みなさん原因を突き止めるところまではしようとしません。喉元過ぎれば何とやらで、治療をして痛みが消えてしまえば、健康になったと思っていることが多いようです。

でも、痛みが出たということは、これまでの自分を振り返るいい機会。

体は、痛みが出る前の未病の段階からいろいろなサインを送っています。

丸まった背中、曲がった膝、広がった胸、ペタンコのお尻が、体の状態を教えてくれます。

痛みが出たときこそ、健康を害する元を発見するチャンスとなりますし、また普段から気をつけていれば、痛みや病気を発症しないですむのです。

自分の体のいまの状態を正しく知るには、中医学の診断の活用もおすすめです。

中医学はもともと病気や不調を、全身的・根本的にとらえて、症状が出る前に治すという考えに基づく医学です。

西洋医学のいわゆる健康診断を受けるだけでなく、中医学の診断も参考にすれば、多角的に自分の状態を把握できるでしょう。

私が骨格のゆがみの治療をするときも、東洋医学による全身のチェックをしています。

初めての方なら、まず中医学でいう望診で、目、肌、唇、舌を診ます。そして東洋医学健康研究所では薬膳薬局を併設していますので、そこで使っている健康チェックシステムによって問診をします。

体質・熱と汗・疲労度・血圧・浮腫・睡眠・大便・小便など24項目にわたって記入していただき、食事についても量、好みをお聞きするのです。

これは中医学を基盤とした健康チェックシステムで、骨格矯正のための事前情報となります。

たとえば大便の項目の便秘のところにマルがついていたら、骨盤の位置を確認し、じゃあ骨盤の位置がおかしいのはどうしてなのかと考え、下肢を調べていくと、この人の体のゆがみの根本の原因は足首にあるといったことが突き止められるのです。

また、健康状態がわかりやすいのは食事の項目です。

中医学では、肝臓・胆のうが弱っていると酸っぱいものを好み、心臓・小腸が弱っていると苦いもの、脾臓・胃が弱っていると甘いもの、肺・大腸が弱っていると辛いもの、腎臓・膀胱が弱っているなら塩辛いものを欲するというように診ます。摂り過ぎもまた、その部位を痛めます。

食べ物の好みは、体の状態を正直にあらわすものです。

たとえば全力で運動をして汗をかいたら、あなたは何を飲みたいですか？　ジュースでしょうか？　ウーロン茶や冷たいコーヒーでしょうか？

汗をかいたときに健康な体が欲するのは水です。

ということは、甘いものが好きならば、胃が弱っていると推測できます。

また、酸っぱいものが好きなら、あるいは嫌いでまったく摂らないとしたら、肝臓が弱っていると考えられます。

しかし、どの弱りも骨格から見ると、骨と骨の間からの神経命令がいっていないという姿勢に問題がある可能性もあるのです。

こうして診ていくと、その人の全身の状態が大体つかめます。

場合によっては、アーユルヴェーダも用いて診ます。アーユルヴェーダでは身体の特徴・心の特徴・行動面での特徴からヴァータ・ピッタ・カパという3タイプに分類します。

中医学やアーユルヴェーダの診断基準は、インターネットなどでも調べられますし、書籍もたくさんあります。

自分はどのタイプで、どういう傾向があり、どこか弱いのか、簡単にセルフチェックができますのでぜひ利用してください。

自分の体の状態がわかっていれば痛みや病気の予防ができ、もし痛みや病気が発症しても、原因の予測がつくので治療法を的確に選択できます。

健康状態のセルフチェックをすることは、自分の体を自分で守るための必須条件といえるでしょう。

第2章

自分の体の
ゆがみを
見つけよう

“健康な人”ほど体のゆがみに気がつかない

前の章では、美容や健康の問題を解決するにあたって、みなさんにわかっておいていただきたい原則的なお話をしました。

この章では、痛みや不調の原因となる体のゆがみができるしくみと、ゆがみをチェックする方法をご紹介したいと思います。

最近は美容や健康と骨格の関わりについて、知られるようになってきました。

しかし、じゃあ自分の体の骨格はどこがどうゆがんでいるのかというと、ご存じない方がほとんどなのではないでしょうか。

骨格というのは、体を急に強くひねったとか事故に遭ったというのではない限り、普段の動作やクセによってゆがんでいきます。

日々動いている骨は、その位置がちょっとずつズレていきますから気づくことはありません。また、ある日気づいたら、見るからに背骨が湾曲していたというような急激な変化があらわれるわけでもありません。

そのため十数年、数十年かけてできてしまったゆがみは、自分ではなかなかわからないのです。

といっても、年齢や性別にかかわりなく、いろいろな体の悩みはありますね？

「最近、下腹がポッコリ出てきたな」
「だんだん背中が丸くなってきたような気がする」
「もっとまっすぐなキレイな足になりたい」

このような悩みのほとんどは、骨格のゆがみが関係している可能性があります。見た目がどこかアンバランスな時点で、骨のズレがすでに起こっているのです。

だから、**腰や膝の痛みなどはないからといって、骨格がゆがんでいないというわけではありません。**

東洋医学健康研究所の東京のサロンには、美容と健康に気をつけていて、若々しさを保ちたいからとケアに来られる方がよくいらっしゃいます。

そういった方は、「食事は体にいいものを食べて、サプリメントを摂って、休日はスポーツジムで汗を流しています」と言います。

体型も締まっていて、一見年齢より若く見えます。そして「健康診断の数値は全部OKです」とおっしゃいます。

だけど、全身を診ていくと実はあちこちにズレやゆがみがあるのです。


体にいいことをしているようですが、よくよくお話を伺うと、極端な食事法を実践していたり、必要のないサプリメントを摂っていたり、スポーツジムのトレーニングで骨のズレを増大させていたり。

まわりから「その年に見えないよ」と言われている方でも、体中にゆがみが見つかることが少なくないのです。

いまは若々しく健康に見えるかもしれません。しかし、何かのきっかけで体重が数キロ増えたりしたら、加重によって即腰痛、股関節痛、膝痛が出てきます。

また は、少しずつ大きくなっていくズレは臓器や組織の機能を年々落としていき、たまたまストレスがかかったときなどに、病気を引き起こしたりすることもあるのです。

現在、痛みや悩みを抱えている方はもちろん、「健康には自信がある」という方も、自分の骨格のゆがみに気づいてほしいと思います。

まずゆがみを正しく知ることが治療と矯正の基本であり、予防の第一歩になるからです。

それでは、あなたのゆがみはどこにあるのか、体の部位別に見ていきましょう。

頭部のゆがみ

頭蓋骨のゆがみは骨盤や背骨のゆがみ

●頭蓋骨のゆがみはアンチエイジングの大敵

頭蓋骨は、頭頂骨、前頭骨、側頭骨、後頭骨、蝶形骨、鼻骨、上顎骨、下顎骨、舌骨など、23個の骨で構成されています。

頭蓋骨のゆがみは、お母さんのお腹の中の状態からはじまって、出産時の頭の扱いや、直接的には頬杖をつくクセ、歯の噛み合わせの問題、うつ伏せ寝、左向きもしくは右向きで寝る習慣などによって起こります。

また、頭蓋骨は頸椎・胸椎・腰椎・仙骨・尾骨からなる背骨に支えられていますから、背骨のどこかにズレが生じれば頭蓋骨にも悪影響がおよびます。

頭蓋骨がゆがむと、頭痛はもちろん、視力の問題、耳鳴り、難聴、蝶形骨（耳の横の骨）の異常が関わるメニエール病、アレルギー性鼻炎、鼻づまり、蓄膿症ほか、鼻、目、耳の症状となってあらわれたり、そうした症状を悪化させます。

頭蓋骨のゆがみは、健康だけでなく美容にも大きな影響があります。

目と目が離れている、鼻の横ジワ、口のまわりのシワ、目の大きさ、鼻の高さ、鼻の向き、頬の広がり、エラの張り具合などは、顔の表情を左右します。

年齢とともに顔つきが変わってくるのは、単に年をとったからというより、顔面骨の変化が関係していることも多いのです。

これは鼻の骨のズレを矯正するだけでも、プチ整形をしたかのように変わることはめずらしくありません。

頸椎、胸椎、腰椎などのズレがあれば、それを矯正することでも連動して頭蓋骨のゆがみがとれます。


顔のゆがみは頭蓋骨のゆがみであり、骨盤のゆがみでもあり、背骨のゆがみとも関連しています。

顔の骨は日々動いて、刻々と変わっています。骨が正しい位置にあれば、だれでもいくつになっても健康を保ち、その人らしい本来のいい顔でいられるのです。

したがって毎日、鏡で顔を見る習慣をつけましょう。健康のためにも美容のためにも、目の高さ、鼻や口の向きなど、各パーツの位置をチェックしてください。

●骨格の矯正プラス歯の噛み合わせ治療も必要

頭蓋骨のゆがみで注意しなくてはいけないのは、歯の噛み合わせです。

歯の噛み合わせの異常は、頭蓋骨のゆがみだけでなく、全身の骨のゆがみをつくり出す大きな原因となります。噛み合わせが悪くなるのは、主に次のような理由があります。

❶歯のすり減り
❷歯が抜けたままの放置
❸歯の病気
❹間違った歯の治療

1の歯のすり減りの原因になるのは加齢とスポーツと歯ぎしりです。
また、精神的ストレスの多い人は歯ぎしりをしたり、歯を強く食いしばる傾向があることがわかっており、それによって部分的に歯がすり減ってくると噛み合わせの異常が出てきます。

2は1本でも歯がないと、歯はないほうに倒れていくことで全部の歯が動いていきます。結果、不自然な噛み合わせになってきます。

3は歯周病や虫歯になって片側ばかりで噛むようになると、噛み合わせがおかしくなってきます。

4は技術のないDr.によるものです。

こうした理由から噛み合わせが悪くなると、側頭筋、咬筋などのそしゃく筋の筋肉の緊張が起こり、頭蓋骨のゆがみの要因となります。

とくに1の歯ぎしりは、肩こりや首の痛み、緊張型頭痛、耳鳴り、顎関節症などを引き起こします。

そして噛み合わせの異常による頭蓋骨のゆがみは、頸椎から仙骨まで全身的なゆがみにもつながります。

噛み合わせのセルフチェックは、一概には言えませんが、**両手の人差し指を奥まで入れてギュッと噛めばすぐにわかります。**

左右どちらも同じ強さで噛めていますか？　上下左右、均等に噛めなければ、そこでもう噛み合わせが間違っているということです。

ただし、歯科で噛み合わせの治療をすればいいかどうかは慎重な判断が必要で、治療の優先順位に注意しなければなりません。

たとえば「頭痛を治したい」というのが主訴の患者さんだとしたら、私は、頭蓋骨のゆがみをとる矯正をおこないます。

ところが頭蓋骨のゆがみが瞬間的になくなってもすぐに戻るなら、噛み合わせの問題が疑われます。そのような場合は、歯と骨格の関係を理解してくださる歯科医の先

【セルフチェック ―― 噛み合わせ】

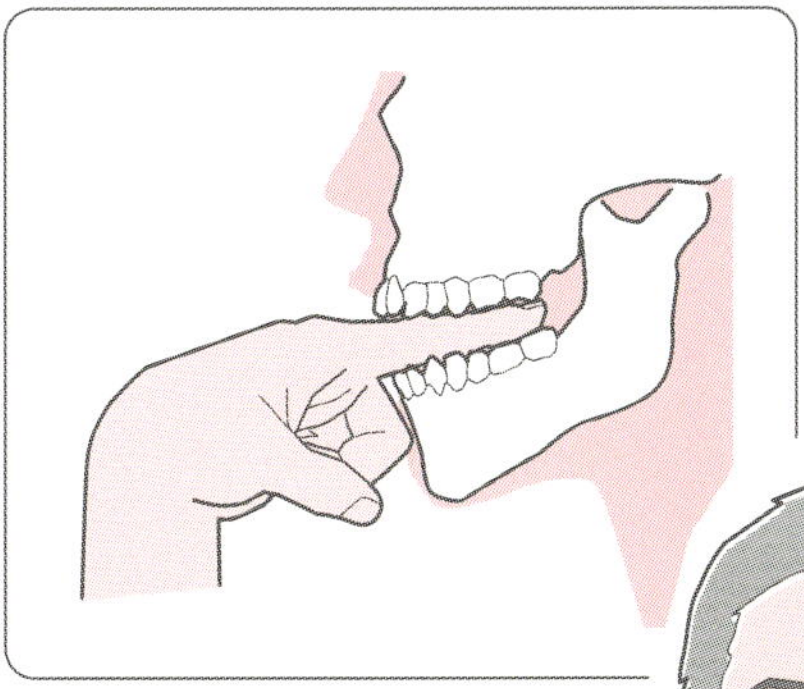

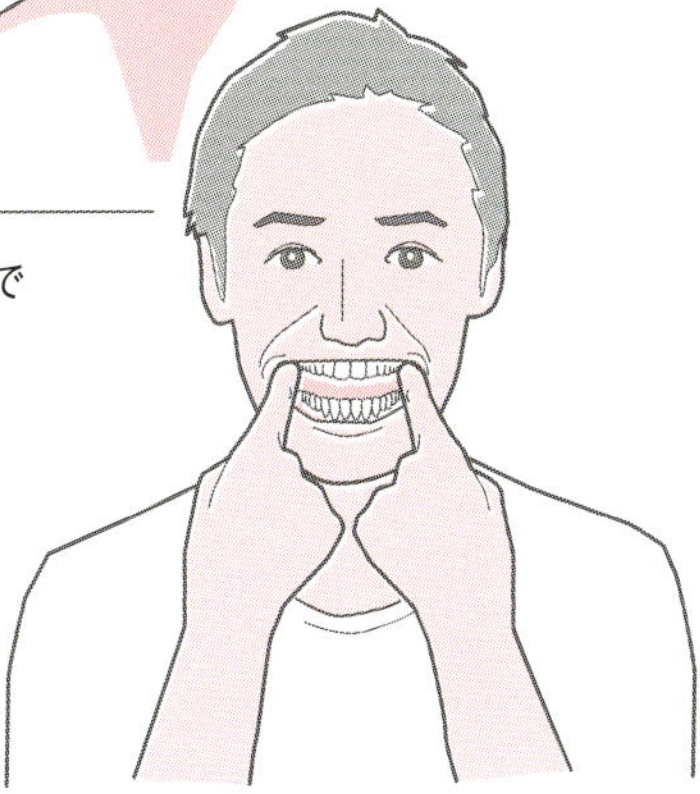

人差し指を左右の奥の歯で
平行に噛む。

生にご紹介します。

また「心臓手術が必要」と言われたお子さんは、神経命令中枢である延髄に頸椎からアプローチしても歯でブロックされることがわかりました。

噛み合わせが悪いため、頸椎のズレを矯正してもすぐに戻ってしまい、延髄に効果が波及しなかったのです。このお子さんも、歯科医の先生に紹介し、噛み合わせを調整したことで手術はせずにすみました。

歯と全身のゆがみの関係は、ようやくメディアでも取り上げられるようになりました。肩こりや頭痛、腰痛の改善、顔の骨格をキレイにするために、噛み合わせの治療を受ける方もよくいます。しかし、噛み合わせの治療をしたことで、かえってゆがみをひどくしてしまう方も増えています。

歯のトラブルは全身的なゆがみにつながりやすいので、骨格のことを熟知し、さらに技術の上手な歯医者さんをよく調べて選んでいただきたいと思います。

背骨のゆがみ

頸椎のズレから始まる全身の痛みや不調

◉頸椎1番、2番が健康のカギを握っている

体のゆがみの中でも、背骨のゆがみは痛みや病気をもたらす大きな原因になります。背骨は、頸椎・胸椎・腰椎・仙骨・尾骨から成り立っていて、それぞれブロックのような小さな骨（椎骨）が重なってつながっています。このうち上部頸椎（頸椎1番、2番）がズレると、さまざまな不調の原因となります。

アメリカのカイロプラクターであるB・J・パーマーは、1930年代に上部頸椎のゆがみが神経命令中枢である延髄の圧迫を直接引き起こすことを証明しました。延髄というのは脳幹の一部で、脳の命令伝達をおこなう神経中枢があり、生命維持になくてはならない器官です。

延髄は脳幹の下部に位置していて、小脳や大脳と中枢神経の脊髄をつなぐ役割をに

【頸椎のズレ】

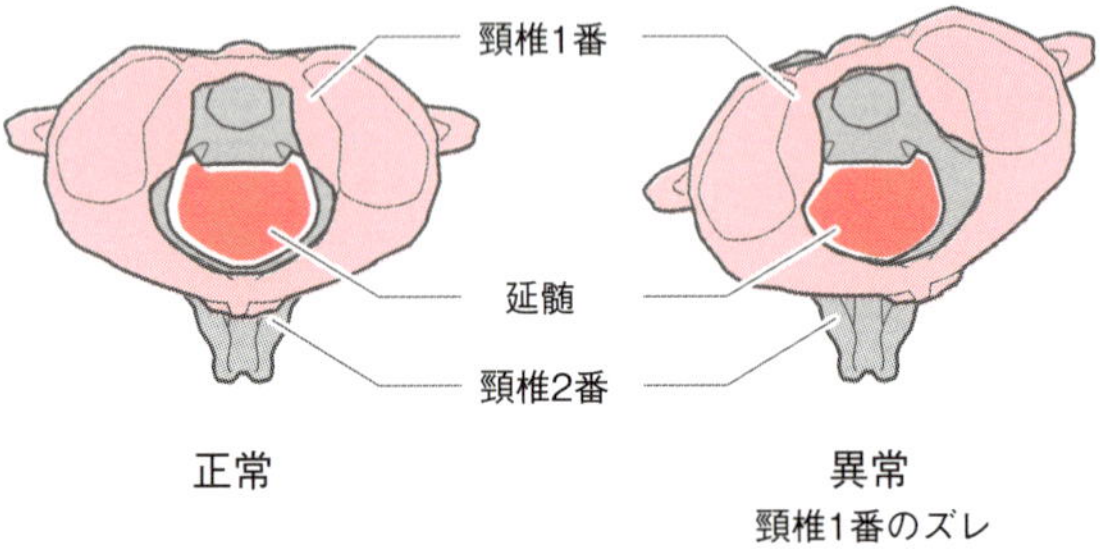
頸椎1番
延髄
頸椎2番
正常
異常
頸椎1番のズレ

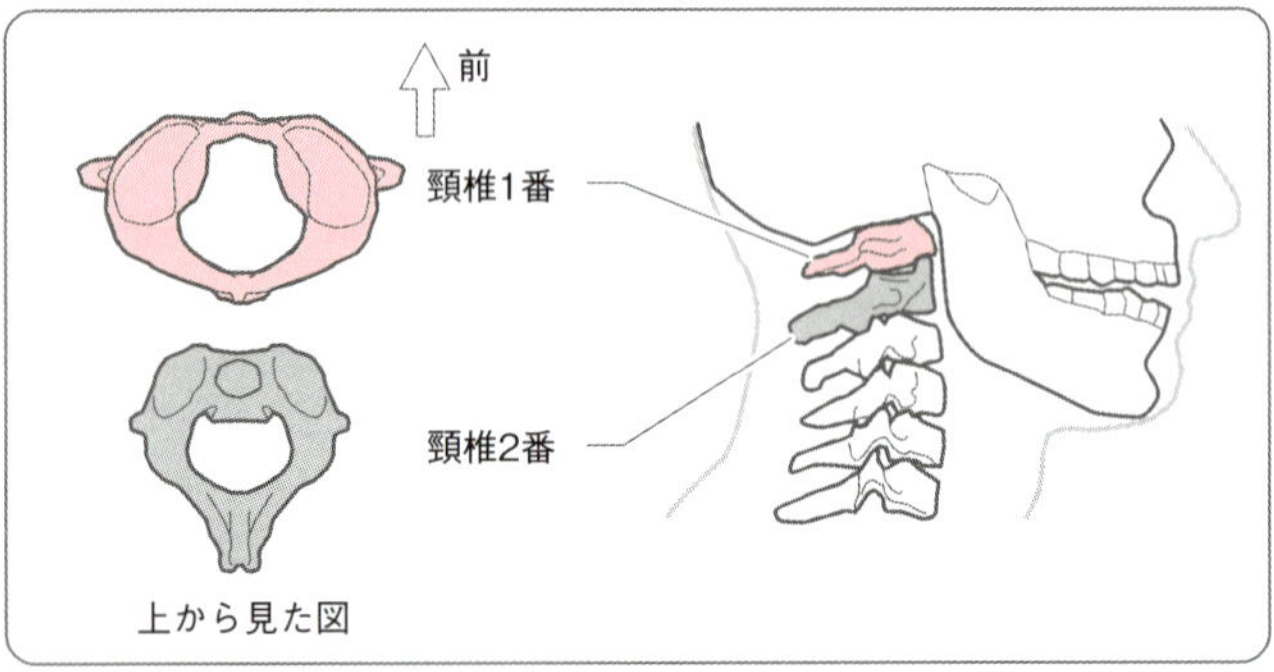
前
頸椎1番
頸椎2番
上から見た図

なっており、脊髄は背骨の中を通って腰まで伸びています。

つまり**頸椎1番、2番がズレる→延髄が圧迫される→神経（脊髄）も圧迫を受ける→神経の命令がうまくいかなくなる→神経（脊髄）が通っている背骨に対応している臓器や組織の機能低下をまねく→さまざまな全身の病気の原因となる**と考えられるのです。

頸椎1番、2番のズレは、ただの骨のズレにとどまらず、延髄、脊髄の圧迫を引き起こし、痛みや深刻な病気にもつながるというわけです。

カイロプラクティックでは、その検査法として次のような方法で見分けます。

❶鏡の前に座り目をつぶって、首を右→左と2回動かして正面を向いてください。

❷左右の耳たぶの下が同じ高さにあるかチェックします。

どちらかの耳が片方の耳より高い位置にありませんか？

頸椎1番のズレは耳の高さの違いでチェックします。さらに顔が右または左の前方

【顔のゆがみの６パターン】

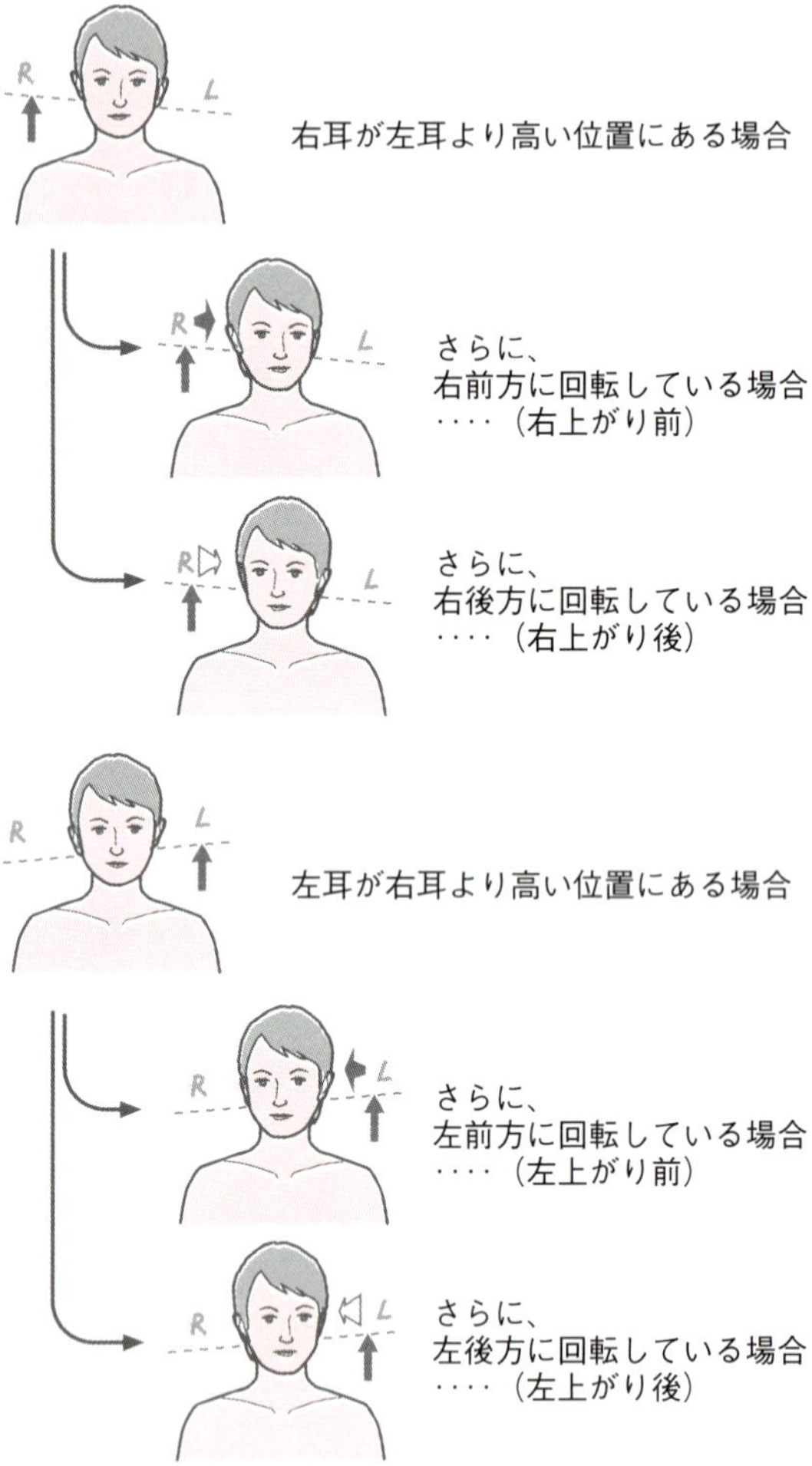
R
L
右耳が左耳より高い位置にある場合
R
L
さらに、
右前方に回転している場合
・・・・（右上がり前）
R
L
さらに、
右後方に回転している場合
・・・・（右上がり後）
R
L
左耳が右耳より高い位置にある場合
R
L
さらに、
左前方に回転している場合
・・・・（左上がり前）
R
L
さらに、
左後方に回転している場合
・・・・（左上がり後）

か後方に回転していると、鼻筋が回転している方向に傾きます。

つまり右上がりでなおかつ右か左にねじれている、左上がりでなおかつ右か左にねじれているということになります。

頸椎2番のズレは肩の高さの違いでチェックします。交通事故や落下事故、尾骨強打など何らかの衝撃を受けたことのある方は、たいていどちらかの肩が下がっているのを見ることができます。

あらゆる不調は背骨のゆがみを疑うべき

私がおこなっているリ・ジェネセラピーはカイロプラクティックの理論を元に開発しました。リ・ジェネセラピーではオリジナルの器具「ベッカー」を使用して、延髄に直接働きかける振動波を与えます。

ベッカーを頸椎1番、2番に押し当てることで上部の頸椎が本来の位置におさまれば、背骨が自ら動き出し、正しい位置にリセットされます。

そして頸椎のズレが矯正されたことで延髄と脊髄の圧迫が取り除かれれば、神経の命令が100％伝わるようになり、全身の機能の回復が可能になるのです。

たとえば「肩こりがひどい」という方なら、まずベッカーで延髄に働きかけて全身の骨格が自らの力で整うのを5～15分待ちます。

次に肩こりはどこからくるのか、原因を探りながら、必要な箇所の骨のズレを治していきます。延髄へのアプローチで背骨から体全体のゆがみをいったんリセットすることで、より的確に肩こりの原因に迫ることができるのです。

私は、**頸椎1番と2番のズレを矯正し延髄の障害をとることは、治療の基本**だと思っています。

延髄の圧迫によって、もしも脳から肝臓への命令が30％圧迫されたとしたら、肝臓は70％しか機能することができません。骨を本来の位置に正すということは、すべての元を正すことといっても過言ではないのです。

不定愁訴をはじめとするほとんどの不調には、延髄の圧迫が関わっていると思われます。

疲れやすく「あちこち調子が悪い」といった方はたくさんいますが、このような状態は、頸椎のズレに発する背骨のゆがみがあると考えて間違いないでしょう。

肋骨の変容

上がって広がっている状態の肋骨は要注意

●正しい状態の肋骨はキレイに締まっている

肋骨はいわゆるあばら骨のこと。胸骨と背骨にくっついてつながっており、左右に12本ずつ計24本ある骨です。

これらの弓状の長い骨は、胸部の内臓、心臓・肺・肝臓・胃・膵臓・脾臓・腎臓といった臓器をぐるっとおおって保護しています。

肋骨はその人の日常の動作やクセ、呼吸の仕方などによって、簡単に動いて形状を変えます。

変容した間違った肋骨は、胸部の内臓の病気の要因にもなります。

肋骨の形状で絶対に避けなくてはいけないのは、何といっても**上がっている・広がっている**状態です。

正しい状態の肋骨は、本来の位置にあってキレイにギュッと締まっています。

それに対して肋骨が上に上がって鳩胸になっていたら危険信号。平らでペラペラな肋骨も問題です。

まず体型が悪くなりますし、正しい呼吸ができず、全身の不調を引き起こすからです。

それでは、さっそく肋骨のセルフチェックをやってみましょう。

●触ってチェック

まず指で鎖骨の下からみぞおちの上まで、体の中心線を強めにすっと縦にさすってみてください。

【セルフチェック ―― 肋骨】

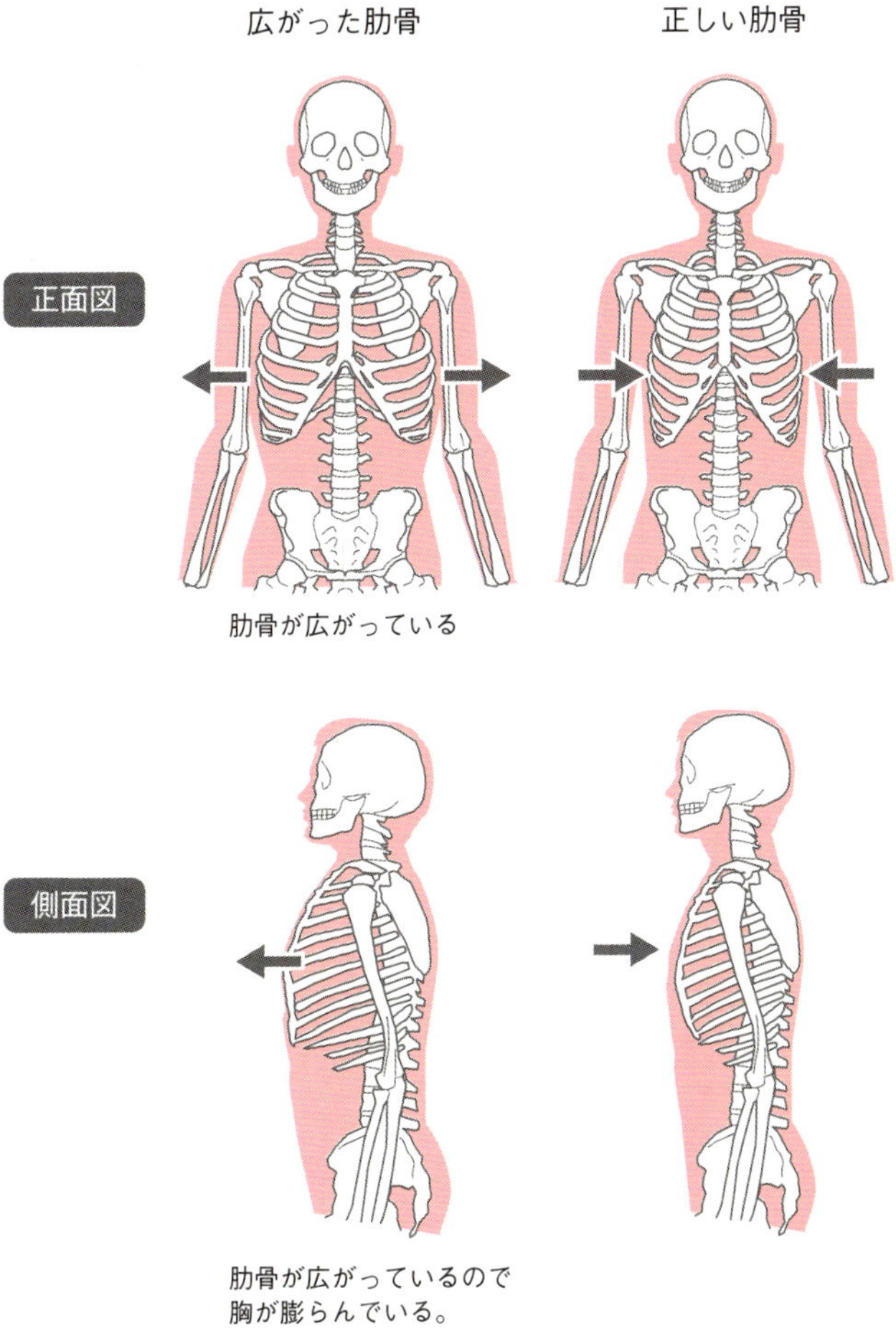
広がった肋骨
正しい肋骨
正面図
肋骨が広がっている
側面図
肋骨が広がっているので
胸が膨らんでいる。

肋骨は胸骨に接合して伸びています。さすって胸の真ん中あたりに「ちょっと痛いな」という感覚があったら、肋骨と胸骨の接合部の肋軟骨がグッと広げられている可能性が高いと考えられます。

さすって痛みを感じるのは、太っている方によく見られます。

次に、両脇のあばら骨を触ったときに、**バラバラバラッと触れる感触**がありませんか？　肋骨全体が上がっていると、ボコボコした手触りを感じるはずです。仮にやせていても、骨が正しい位置にあれば、手触りを感じることはありません。

さらに左右の胸の下を触ると、同じ高さ、同じ形ででっぱりがありますか？　左右上下バランスの悪い位置にでっぱりがあるとしたら、背骨もゆがんでいるかもしれません。

●寝てチェック

肋骨が上がっているかどうかは、寝てみればもっとよくわかります。**仰向けに寝て、胸の下のでっぱりがボコッと出て、おへその下のお腹がえぐれて広く感じる**のは、肋骨の位置が上がっていることを如実にあらわしています。

【上がっている肋骨】

赤ちゃんの場合

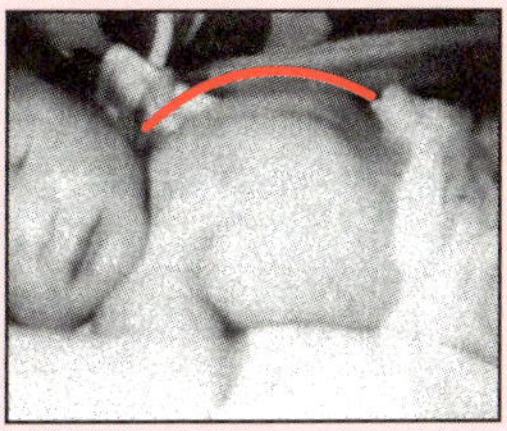

施術後

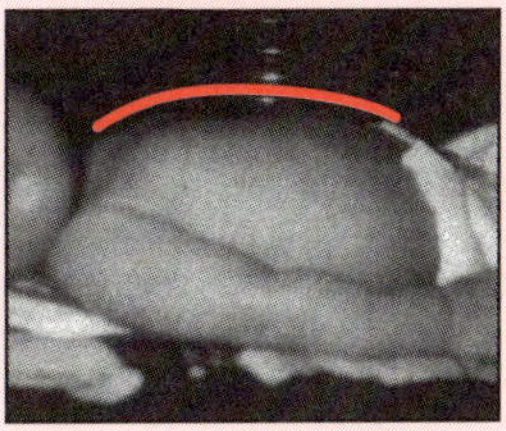

大人の場合

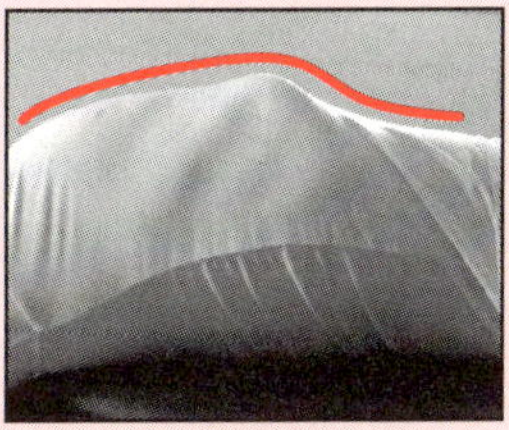

施術後

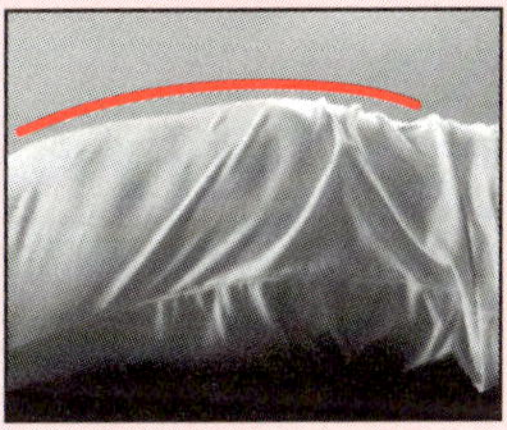

でっぱりの高さ、形、位置が、左右同じかどうかも見てください。

赤ちゃんからお年寄りまで、寝た状態で肋骨が目立つ人はたくさんいますので、しっかりチェックしましょう。

●ずん胴・ぷよぷよの二の腕・たぷたぷの脇腹

いかがですか？　うわっ、でっぱっている！　右だけあばらがボコボコしている！　というように、初めて発見した方もたくさんいるのではないでしょうか？

肋骨が上がって広がっていると、上半身の体型にも影響がおよびます。

典型的なのは、いわゆるずん胴。ウエストのくびれがない人のほとんどは、肋骨が広がっていると思って間違いありません。

Ｐ2の全身の骨格図を見てみてください。肋骨と骨盤の位置を見れば、ウエストはキュッとくびれるのが自然です。肋骨が正しく締まっていると、だれでも逆三角形の体型になります。ところが、肋骨が広がることで、おのずとまっすぐのずん胴になってしまうのです。

「お腹を引っ込めたい」という男性や、「ウエストを細くしたい」という女性は、みなさん、お肉をとればいいとしか考えません。ですが、骨格を考慮せずにぜい肉だけとろうとしても、限界があるということはわかりますね？

また、肋骨が広がっていると、胸の肉がそれにつられて二の腕や脇に引っ張られるかたちになります。

そうすると**二の腕がぷよぷよして、脇腹はたぷたぷになってきますし、女性の場合はバストが散ってペタンコになります。**

そういうタイプの人は男性でも女性でも、肩をグーッと上げて、背中の肩甲骨と肩甲骨をギュッと寄せたときに、お肉がジャマになって脇と腕がしっかり締まらない感じがするはずです。

それと、鎖骨もチェックしてください。鎖骨はV字を描いて、水がたまるくらいくぼんでいるのが正しい状態です。肋骨が上がっていると、鎖骨も上がってV字の角度も深みもなくなってきます。また、首が短く見えるのもこのパターンです。さらに、肋骨が上がって広がってくると代謝が落ちて、上半身がむくみやすくなります。呼吸も浅くなります。

肋骨の問題はこのように、ずん胴、ぷよぷよの腕、四方八方に散ったバスト、むくみなど、上半身のスタイルを著しく損ねてしまいます。

これを解消するためにむやみに運動をすると、よけいに肋骨を上げて広げる結果になりがちだということは次の章でご説明します。

肋骨が上がっていると深い呼吸はできない

さて、肋骨と呼吸の関係についても、知っておいていただきたいと思います。

正しい位置にない肋骨は呼吸を妨げます。正しく呼吸ができなければ、肋骨を大きく動かして、ますます上がって広がってくるのです。

これには頭蓋骨と仙骨の動きが関わっています。

【鎖骨】

正しくVになっている鎖骨

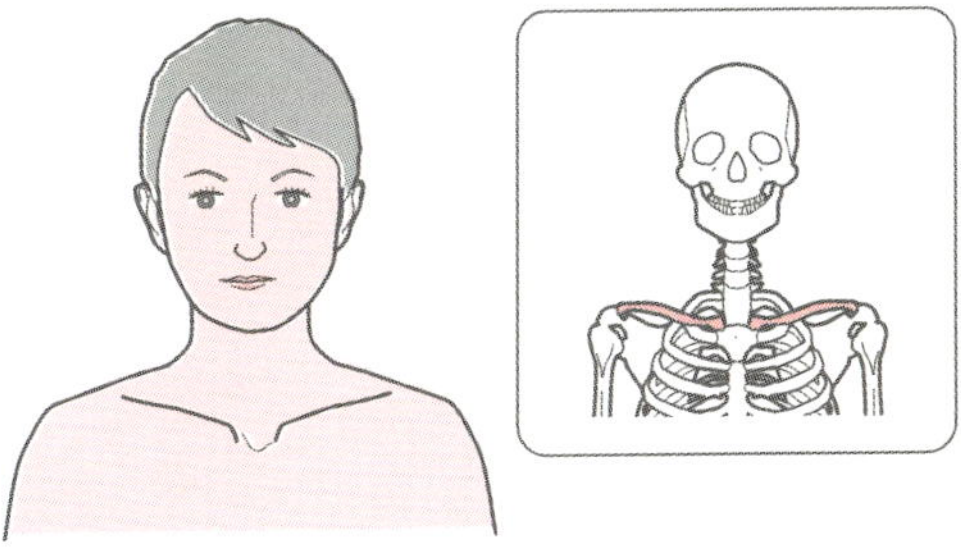

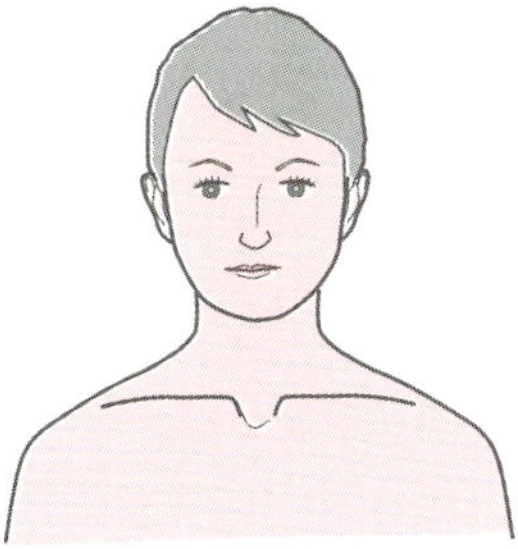

鎖骨が上がっている
（もしくは見えない）

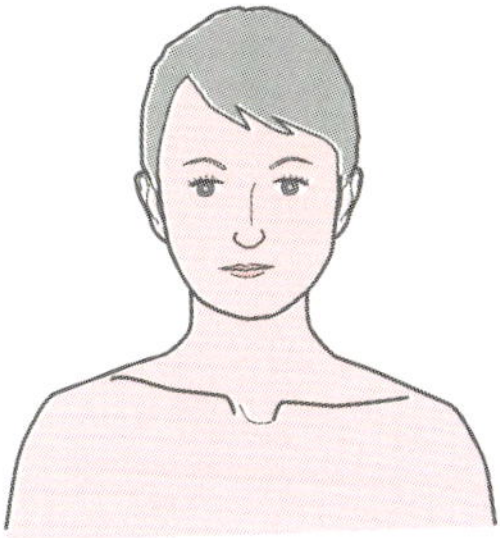

上下の高さが違う鎖骨

頭蓋骨の後頭骨と骨盤の仙骨は、呼吸と連動して動いています。わかりやすい例をあげると、赤ちゃんが生まれるときは「オギャア」と息を吐き、最初に後頭骨が動いて、そのあと仙骨が動きます。

逆に息を引きとり、亡くなるときは息を吸って後頭骨が反応し、最後に仙骨が止まるのです。

深呼吸をしたとき、吸うと自然に上を向き、吐くと自然に下を向きませんか？

頭蓋骨と仙骨の連動した動きには、もうひとつ重要な働きがあります。

私たちの脳は「軟骨」「くも膜」「硬膜」という3層の膜にすっぽりおおわれて保護されています。これらの膜の間には「脳脊髄液」という、神経細胞に栄養やホルモンを運搬したり、物質代謝をおこなう大事な液体が流れています。

この脳脊髄液は、頭蓋骨から頸椎（1番、2番、3番）と仙骨に固定されている硬膜に包まれて、絶えず流れて循環しています。つまり頭蓋骨と仙骨のポンプ運動によって、健康維持に不可欠な脳脊髄液がくまなく供給されているというわけです。

肋骨の動きは、こうした頭蓋骨と仙骨の連動した動きとリンクしています。

【脳脊髄液の流れ】

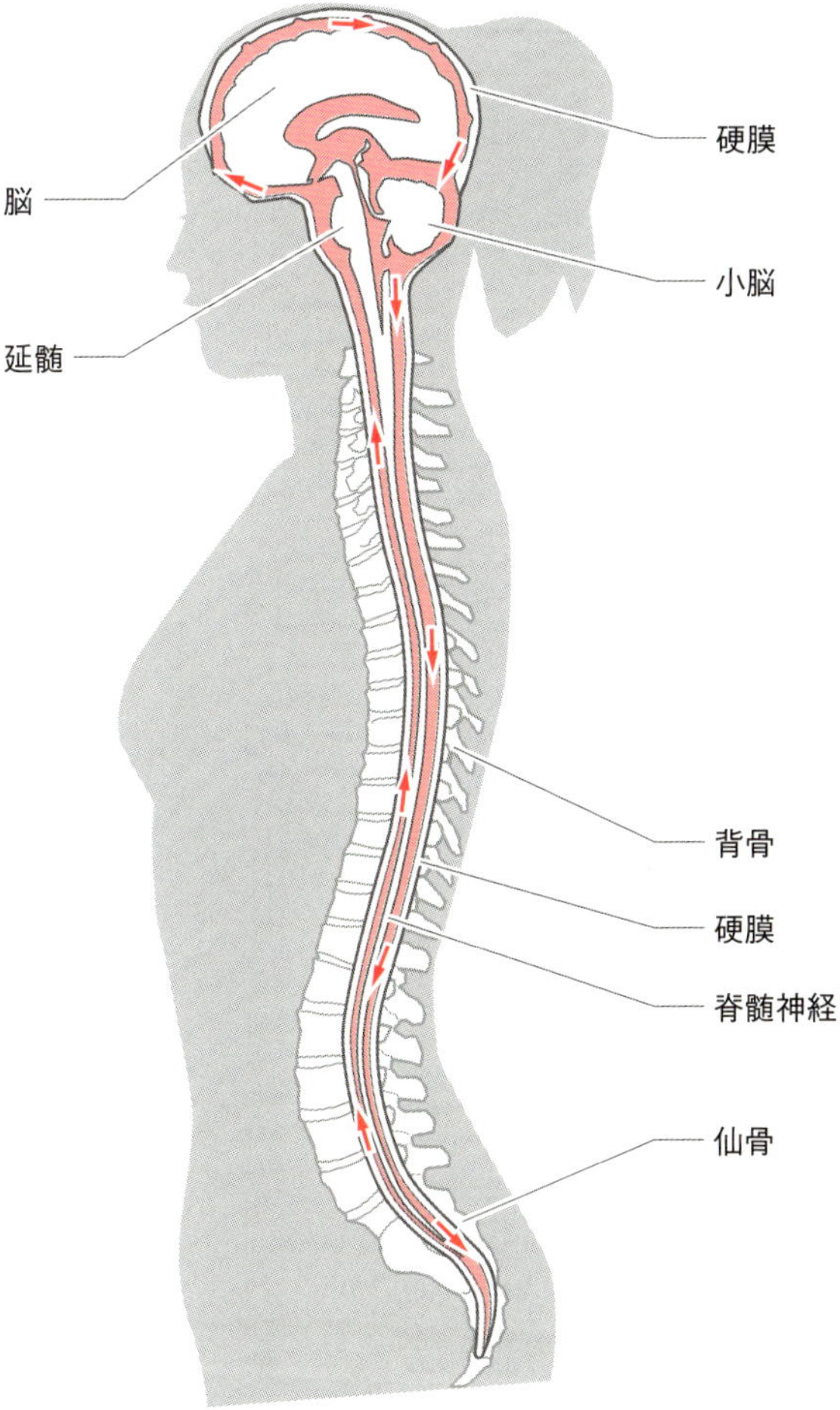
硬膜
脳
小脳
延髄
背骨
硬膜
脊髄神経
仙骨

その証拠に、ぜん息や肺炎などでハアハアという呼吸になると、肋骨がどんどん上がってきます。

ですから、**肋骨が上がって広がっているということは、イコール正しく呼吸ができておらず、脳脊髄液も１００％の状態で循環していない**ということなのです。

最近は呼吸の大切さがさかんに言われて、呼吸が浅くならないように、腹式呼吸の練習もいろいろなところで紹介されています。

免疫力アップや疲労回復、健康維持のためのサプリメントもたくさんあります。

もちろん腹式呼吸の練習もサプリメントも必要ですが、肋骨が正しい位置に戻った瞬間に深い呼吸ができるようになるので、肋骨の位置を正すことも忘れないでいただきたいと思います。

手のゆがみ

指の使い方ひとつで全身に影響がおよぶ

◉1日中、指は常に何かをつかみ握っている

手と腕は私たちが想像するより、ずっと複雑な動きをしています。

上腕骨は肩と肩関節でつながっており、肘から下は肘関節でつながり、手根関節で連結された左右5本の指が動いてものをつかんだり握ったりします。


したがって、手の指1本がゆがんでも手首がゆがみ、肘がゆがみます。

そして、肘のゆがみは肩のゆがみとなって、肩から頸椎5番、6番、7番のズレを生じさせ、肩の張りや肋骨の広がりにつながります。

そうすると、上半身の体型の変化やむくみがあらわれるとともに、バランスをとろうとして背中側の胸椎11番、12番、腰椎1番あたりにも影響を与えていくのです。

痛みやいろいろな症状の原因になりやすいのは、指でものをつかんだり握ったりす

【手・腕】

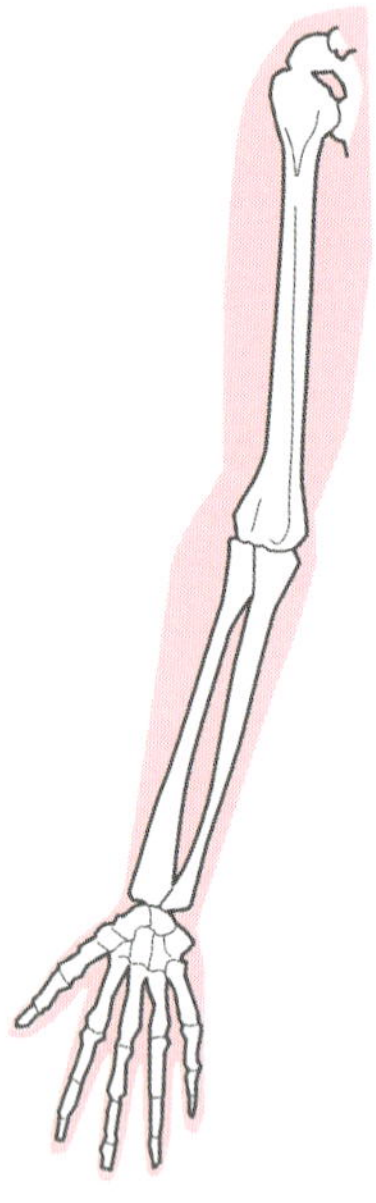

る動作です。

私たちは四六時中、何かをつかみ握っていて、指を広げることはまずありません。そのため指から手首、肘、肩、頸椎、肋骨、胸椎へとズレやゆがみや変異を引き起こしてしまうのです。

手のセルフチェックはいたって簡単。**手のひらを上に向けて、膝の上にポンと軽く置いてください。**

左右どちらの指のほうが曲がっていますか？

通常、利き手の指のほうが曲がっているはずです。ということは曲がっている側の手が縮んでくるので、肩が中に入り、肋骨も上がりやすくなってきます。

●痛みが大きくならないうちの予防が肝心

手は毎日使っていますから、よく使っているほうの手から肩、首まで縮んできます。

たとえば仕事で朝から晩までパソコンのマウスを動かしている人は、肩こりや首のこりがひどくなります。

【セルフチェック――手】

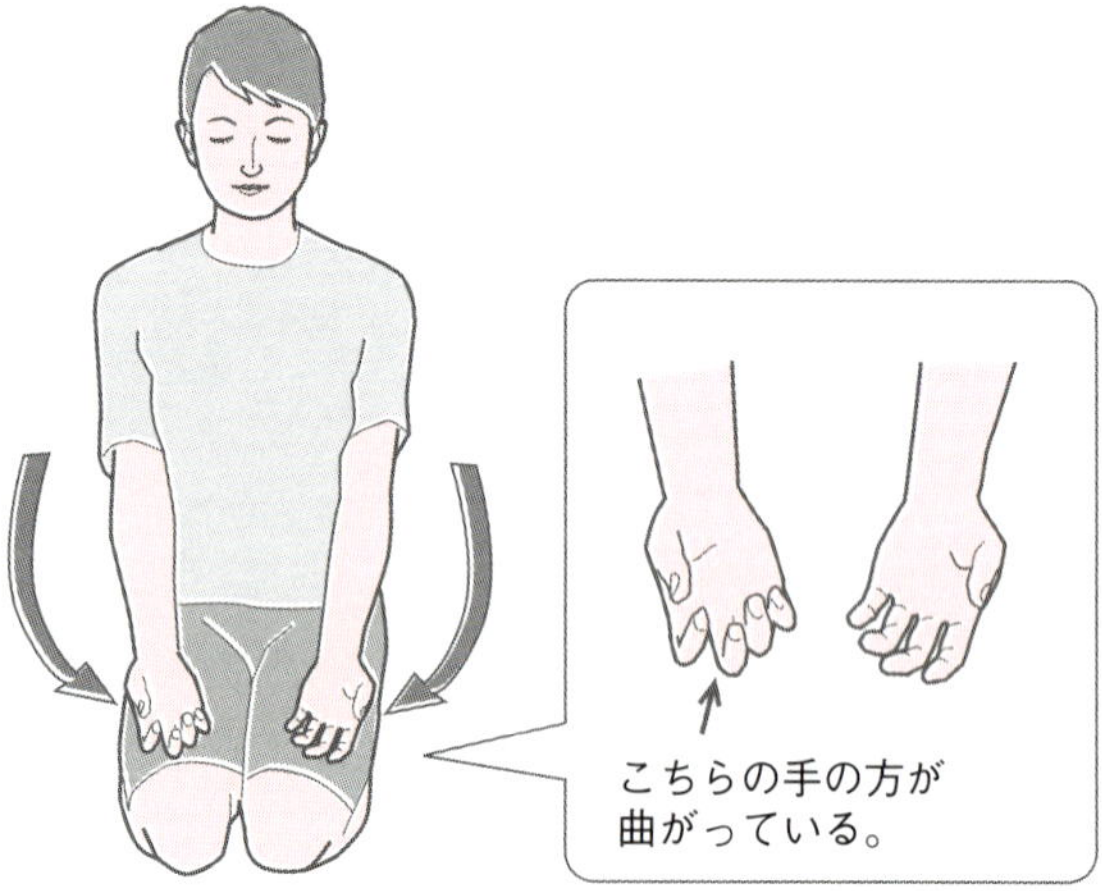

肩こりや首のこりは、パソコン画面を見続けることによる目の疲れや姿勢も関係していますが、指の握りも一因となるのです。

また、テニスをしている人に多いのは、ラケットの握りで親指と人差し指が離れてくることです。離れた状態がクセになると、親指の付け根の痛みにもなります。その場合は、普段の手の使い方に注意して、離れるクセを直す必要があります。

私もかつて手の使い過ぎで握力がなくなり、まったく手に力が入らなくなりました。それは前にもお話ししたように、原因は手首にありました。毎日仕込みのために包丁を握り、重い鍋を持っていたので、手首から肘関節にある2本の骨がちょうど毛抜きの根元が広がって挟めなくなった状態と同じになってしまっていたのです。

とにかく指の握りを原因とするトラブルはあなどれません。

指、手首、肘の痛みから、肩、首、肋骨、胸椎の問題にならないうちに、**普段から**

どちらの手をどのように使っているか把握することです。
後の章でご紹介する指のストレッチもやってみてください。

足のゆがみ

足の形の悪さは将来の痛みと病気のきざし

●膝頭と足先の向きでわかるゆがみのパターン

人間は大昔から、直立二足歩行をする唯一の動物として進化してきました。そのため足、骨盤、背骨に大きな負担をかけて生活しています。

私たちは1日24時間の3分の2を、地球の重力がかかるなか足で自分の体重を支えています。

毎日の歩行時の衝撃は、体重の5倍から7倍。時速約320㎞もの速度で、脛骨か

【踵からの衝撃】

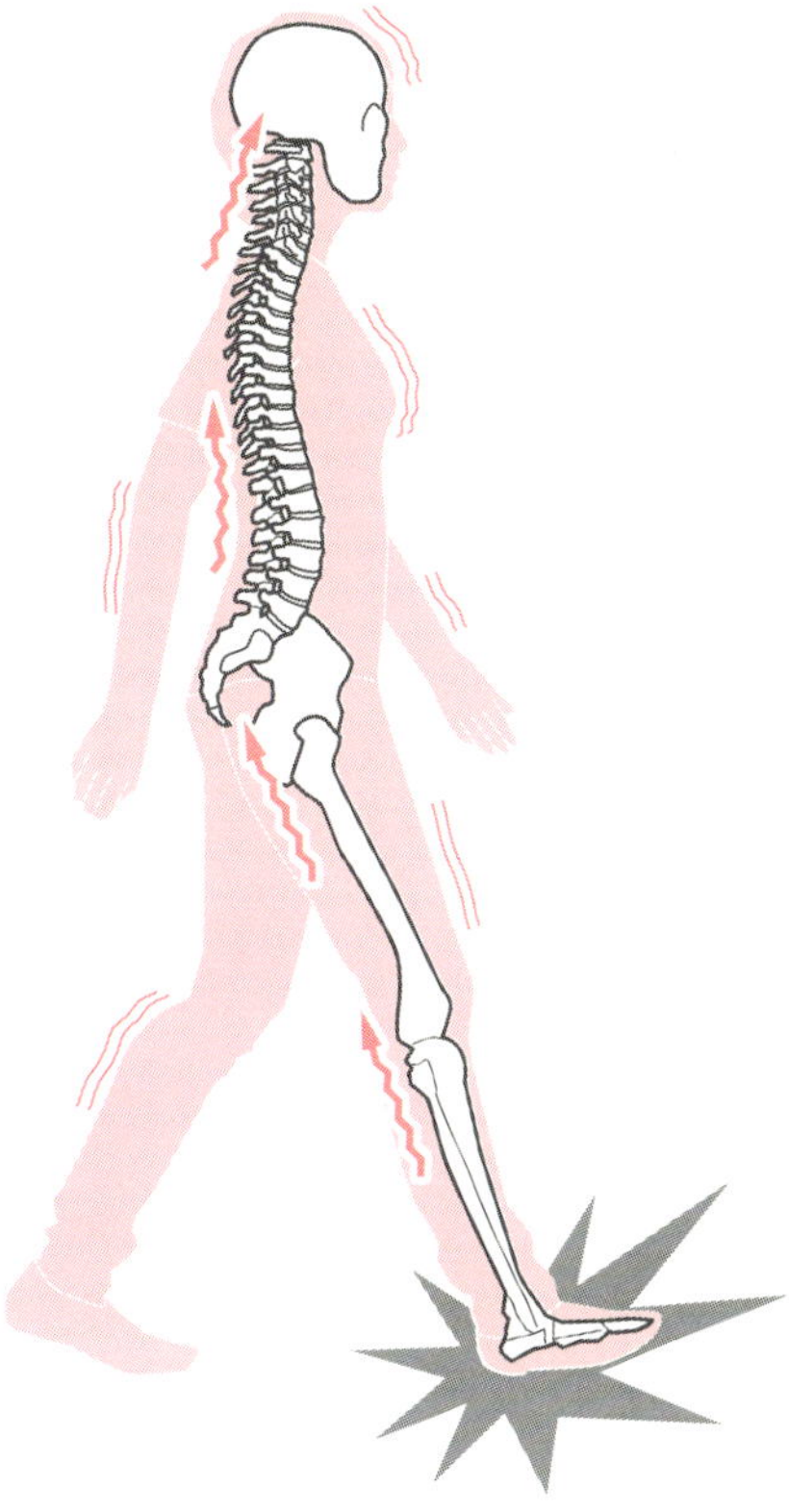

ら膝、腰、背骨、頸部、そして頭部へと衝撃は伝わっていきます。
このような多大な負担は、関節炎、骨の擦り切れや疲労、足の腫れなど、さまざまな問題を起こします。

とくに**足首、膝の関節、股関節のズレと傾きが大きいと影響が深刻です。**

足部は体の4分の1にあたる52本もの骨と関節、じん帯、腱が複雑に結合されてできており、ゆがみが生じることで生体力学的なバランスが崩れるからです。

それは足の関節の痛みだけではなく、大腿骨や骨盤の変位をまねき、背骨のゆがみから神経系や循環系ほか、さまざまな全身の不調に波及していきます。

また、O脚やX脚といった足の形や姿勢への影響など、美容上の観点からいっても問題です。

足のゆがみは主に4つのパターンがあげられます。

❶膝頭が外で、足先も外を向いているタイプ

❷膝頭が内で、足先も内を向いているタイプ
❸膝頭が内で、足先が外を向いているタイプ
❹膝頭が外で、足先が内を向いているタイプ

全身が映る鏡の前で、まずは自然に立ってチェックしてみましょう。

◉恥骨と足の形の深い関係、知っていますか？

駅や人が多く集まるところで観察していると、若い女性のなかには、内股で足の小指側に重心をかけて立っている人をときどき見かけます。

また、自信ありげに足先を外に向けて闊歩している女性もいます。堂々とガニ股で歩いている男性もいます。

これらの立ち方、歩き方はいずれも健康面でも悪影響が出てくるので、気をつけなくてはなりません。

3

膝頭が内、足先が外

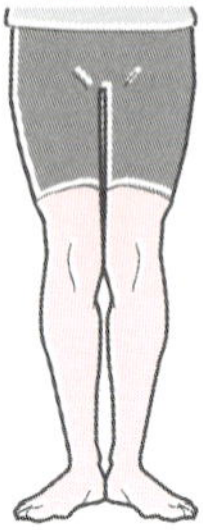

4

膝頭が外、足先が内

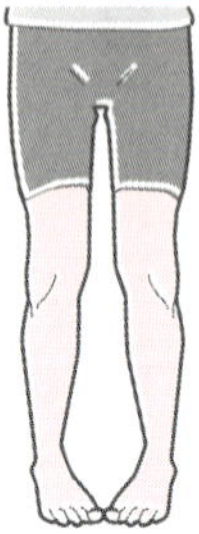

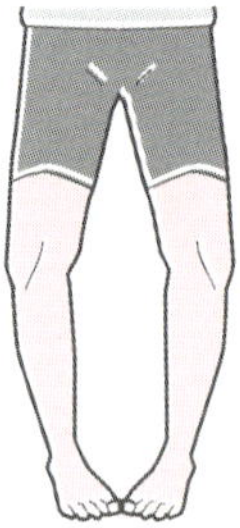

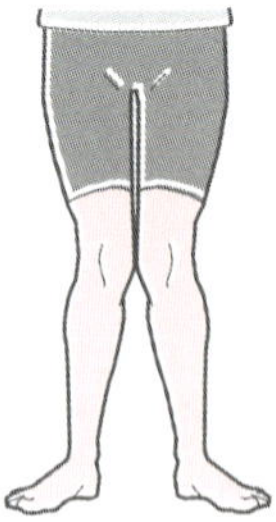

【セルフチェック――足】

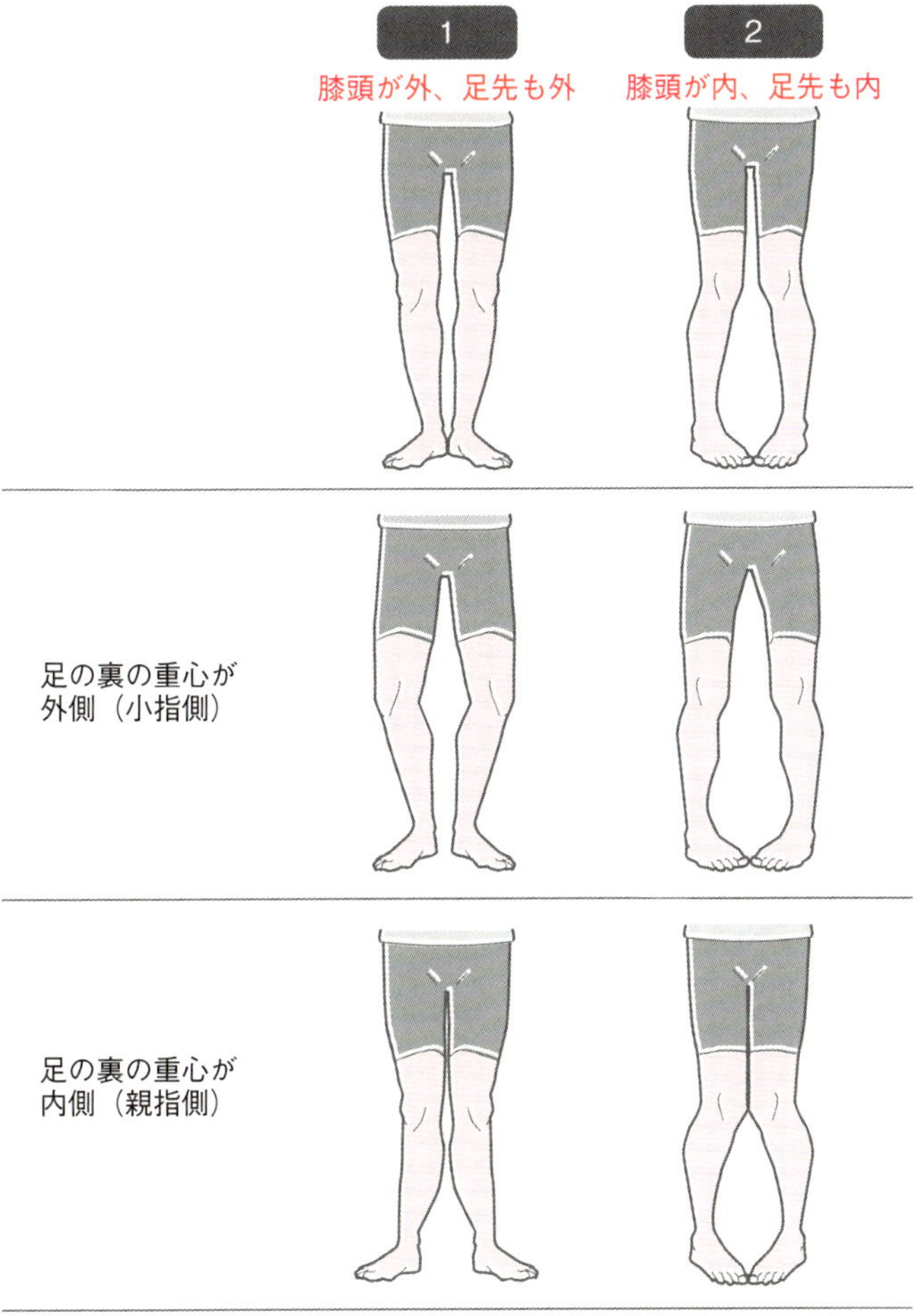
1
膝頭が外、足先も外
2
膝頭が内、足先も内
足の裏の重心が
外側（小指側）
足の裏の重心が
内側（親指側）

男性、女性とも膝頭または足先が外側に向くタイプの人は、原則として恥骨が上がってきます。

このタイプは仰向けに寝ると、恥骨が見るからに盛り上がっているはずです。前屈ができないのもこのタイプです。

恥骨が上がると、まずおしっこが近くなります。

女性の場合は、子宮が前屈するため子宮筋腫ができやすく、不妊や流産をしやすくなるリスクがあります。

生理時にお腹が痛いのも、このタイプの女性です。

また、くしゃみをしたり笑っても尿漏れをしたり、とくに年をとると尿漏れが起きる傾向が見られるのもこのタイプです。

男性であれば、ガニ股で歩いたり、エラそうにふんぞり返って座ると、ますます恥骨は上がります。

それによって前立腺の病気の問題が起きやすくなります。膝頭の外側が痛くなるのもこのタイプです。

そしてその体型は、胃のあたりからせせり出る太鼓腹タイプが多いようです。

かたや**膝頭や足先が内側に向くタイプの人は、逆に恥骨が下がっています。**

恥骨が下がり過ぎるのもまた問題で、このタイプは便秘がちになるのが特徴です。

女性はとくに子宮後屈になるため、後ろの腸に圧迫がかかって便秘になりやすいのです。

こちらのタイプの女性は、生理痛は腹痛より腰が重だるくなります。

そして、男性で膝頭や足先が内側に向く人の多くは、やはり便秘しやすく、下腹のポッコリお腹のメタボ体型です。

肥満してお腹が出ると、生活習慣病のリスクが高くなりますが、メタボ体型は恥骨矯正で一気に解消することができます。

美容と健康は延長線上にあるものです。

女性は「もっとキレイな足になりたい」と悩むだけではなくて、その先にある痛みや病気にも気づいてください。

また、男性も足の形を見直して、何らかの支障が出る前に予防につとめることをおすすめします。

全身のゆがみ

10年後も若々しく健康な体でいるために

●左右のアンバランスは普段の生活の中で治す

ここまで部位別に体のゆがみを見てきましたが、各部位は連動して全身がつながっていることがおわかりいただけたでしょう。いままであなたが気にも留めなかった骨格のゆがみや変位も、いくつか見つかったのではないでしょうか。

それではまとめとして、半身と全身のゆがみがわかる基本的なセルフチェックを2つご紹介しましょう。

まず仰向けに寝て、手のひらを上に向けてください。

その状態から、背骨の右側を意識して起きてください。次に背骨の左側を意識して起きます。

どちらのほうが起きやすかったでしょうか？

これは上半身の左右のバランスチェックです。たとえば左側を意識したほうが起きやすかったとしたら、常に左足に体重がかかる動作をしているため、左側の筋力が強くなっている可能性が高いといえます。

それによって肋骨も骨盤も左側だけが上がりやすくなっています。

これだけでも上半身にアンバランスなゆがみがあることがわかるのです。

また、椅子に座ってどちらのお尻に体重を感じますか？

左のお尻に体重を感じたら、間違いなくあなたの体は常に左に傾きかけています。

だれでも多かれ少なかれ、右と左で動きやすさの違いはあります。しかし、無意識のうちに同じ側ばかり力を使っていると、ゆがみはどんどん大きくなっていきます。ましてやダイエットのためにと腹筋などの筋力トレーニングをしたら、片側だけに筋肉がついてしまいます。

すると腹筋をやめたとたん、常に使っていない筋肉がガクッと落ちて、ひずみが痛みとなって出現するのです。

上半身の左右のアンバランスは、極端に負荷をかけるトレーニングをするよりも、日常生活の中で治すのがいちばんです。

毎日毎日の暮らしで、弱いほうを意識して動作する。そのほうが無理なく間違いなく、ゆがみは少しずつとれていきます。

仰向けに寝て体が床に全部つきますか？

今度は仰向けに寝たまま、次のようなチェックをしてみましょう。

❶枕がなくても違和感なく寝られるか？
❷顎が上がっていないか？
❸腰が浮いていないか？
❹膝の裏が浮いていないか？

これは全身のゆがみのいちばんわかりやすいチェック方法です。まず枕がないと寝られない、落ち着かないということは、明らかにゆがみが生じているのです。枕が必要というのはどういうことかというと、背中の丸みがあるからです。たとえば猫背の人は、枕なしでは寝られません。つまり枕の高さが、背中の丸み分なのです。

ですから、肩が巻肩になって背中が丸まっていると、枕なしだと顎がグッと上がってしまいます。

背中に湾曲があるので、仰向けになると顎を押し上げてしまうのです。

すべてではありませんが、腰が浮くのは、恥骨が低い証拠です。

【セルフチェック――全身】

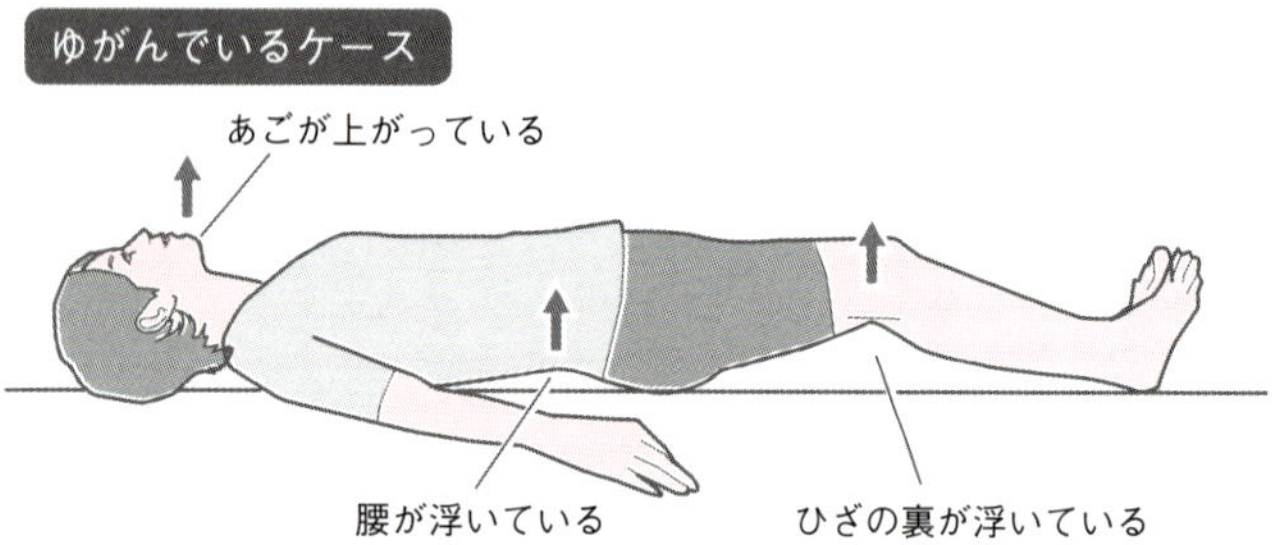
ゆがんでいるケース
あごが上がっている
腰が浮いている
ひざの裏が浮いている

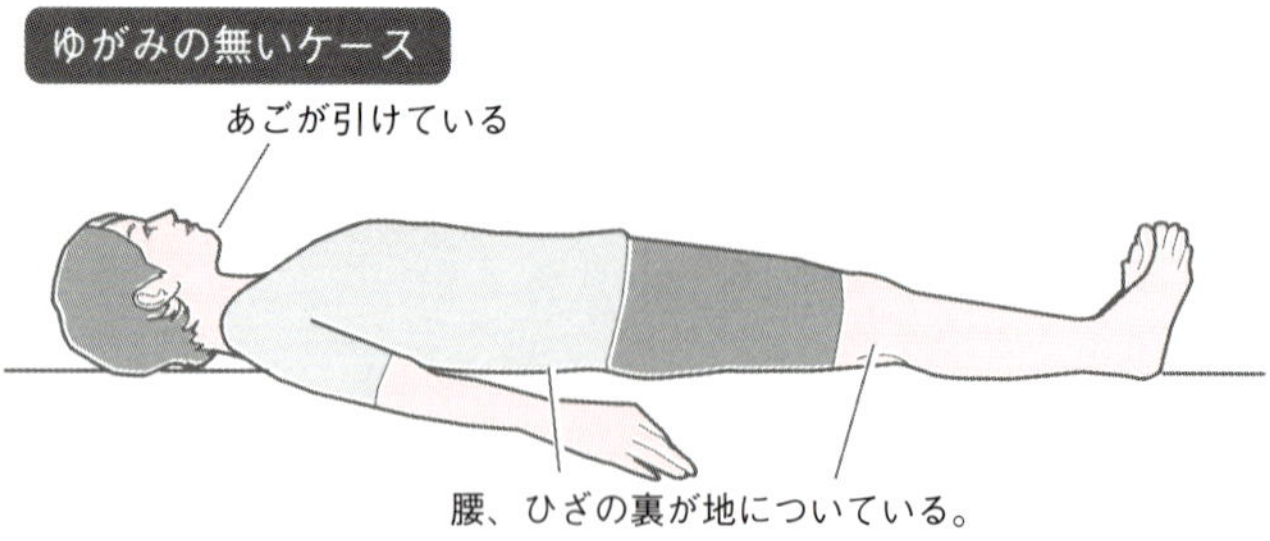
ゆがみの無いケース
あごが引けている
腰、ひざの裏が地についている。

恥骨が下がっている人は、手を差し入れられるくらいに腰が浮いています。恥骨が下がり過ぎると、立ち姿勢ではお尻を後ろに突き出し、背中のＳ字カーブが強くなります。そのため腰が浮くのです。

それと膝の裏が浮くのは、反対に恥骨が高い人。この場合は恥骨の高さと、股関節のズレや骨盤のゆがみなどの要因とあいまって膝の裏が浮いてしまいます。

背骨はＳ字を描くのが正しいといわれていますが、それは立っているときの骨の位置であって、寝たときはフラットになるのが動物的に正しいのではないかと思います。

ゆがみのない体は、仰向けに寝たときに全身が床にちゃんとつきます。

枕がなくても顎をグッと引いて寝ることができ、肩、腰、膝の裏が床についています。それができなければ、そこでもう何らかのゆがみやズレがあると思って間違いありません。

とにかく美容と健康のためには、自分のゆがみを知る、自分のゆがみに気づくということが最も大切なことです。それが現在のみならず、10年後、20年後、30年後に痛みのない若々しい体でいるための前提だからです。
体のゆがみは、あなたの健康状態を教えてくれるバロメーターです。
鏡を見る習慣をつけて、ぜひセルフチェックを続けてください。

第3章

人の体は
どうして
ゆがむのか?

痛みや不調は自分がつくり出している

前章では、骨格のゆがみやズレのセルフチェックをしていただきました。

そこで、ゆがみやズレはどうしてできるのか、ここからは具体的に原因をみていきましょう。


みなさんは痛みや不調があらわれると、自分なりに理由を探ると思います。

肩こりはパソコンを使う仕事のせい、頭痛が起きやすいのはストレスが多いからかな、腰痛は体重が急に増えたからかもしれないな、などなど。

なかにはインターネットで検索して調べたりする人もいるでしょう。

ネットには、肩こりも頭痛も腰痛も「原因はこういうことが考えられます」と書いてあります。そして「自分はこれだ」と見当をつけるわけですね。

だけど、ネットに書いてあるのは「姿勢が悪いと肩こりになります」といった〝一般的な原因〞です。

では、実際にどのような姿勢が悪い姿勢なのか、というと、詳細な情報はあまり出ていません。

さらにいうと、「その原因はそもそもどうして発生したのか？」という〝大元の原因〞はだれも教えてくれません。

ほとんどの痛みや不調には、体のゆがみが関わっています。

そのゆがみを突き詰めていくと、自分がつくり出しているという根源的なところに行き当たります。

体の悩み、痛み、不調が出てきたり、病気になるのは、本来とてもシンプルなことで自分の中に答えがあるのです。

ただし、すべての体のゆがみの原因が自分にあるというわけではなく、不可抗力的にできてしまうゆがみもあり、**外的要因と内的要因**に大きく分けることができます。

外的要因というのはケガや事故です。

これは交通事故など不慮の事故や、何かにぶつかったとか、ものが落ちてきてケガをしたというような、外部からの力によるものです。

一方、内的要因は自分自身がつくったもので5つの要因があります。

❶ストレス・悩み・トラウマ
❷遺伝（DNA）
❸間違った運動
❹日常の動作・姿勢・クセ
❺食事

内的要因によって生じた痛みや不調は**自分で予防できますし、治すことだって可能です。**

もともとは、だれのせいでもなく自分がつくり出した体のゆがみであり、骨のズレであるからです。

体の痛みや不調は、日常の立ち方、座り方、歩き方、間違った運動、遺伝、ストレ

【ゆがみの要因】

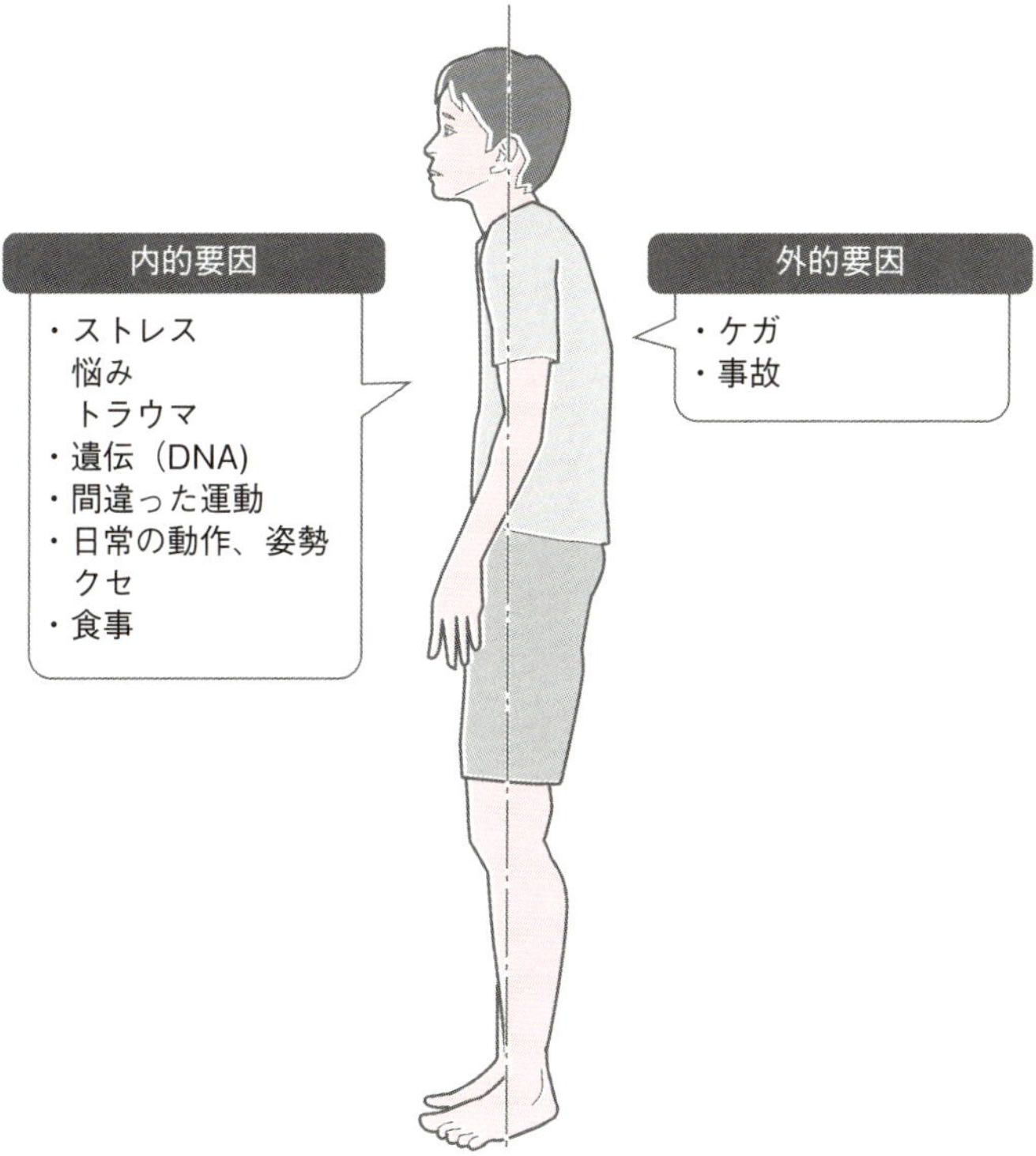
内的要因
・ストレス
悩み
トラウマ
・遺伝（DNA）
・間違った運動
・日常の動作、姿勢
クセ
・食事
外的要因
・ケガ
・事故

スや心の悩み、食事などから生まれています。

それを普段から意識して変えるだけで、健康な体を手に入れることはできるのです。

そこに気づけば、むやみな薬もサプリメントもトレーニングも必要ありません。

それでは、何が体のゆがみをつくり、さまざまなトラブルを引き起こすのか、内的要因について詳しくみていきましょう。

気づかないほどのささいな動作がゆがみになる

日常の動作、姿勢、クセは、ゆがみをつくる最大の原因といってもいいかもしれません。

私たちは、寝ているか、起きているか、立っているか、座っているか、そのいずれかの状態で生活しています。その間の移動として、歩いたり走ったりもします。

こうした毎日の暮らしにおいて、間違った動作、姿勢、クセを繰り返していたら、当然ながら骨はズレていき体がゆがんでいきます。

まずは、あなたの普段の動作を思い返してみてください。

椅子に座るとき、浅く腰かけていませんか？
歩くときは、膝や足先が外側か内側を向いていませんか？
立つときは、膝に手を置いて「よっこらしょ」と立ち上がっていないですか？
床に座るときは、瞬間的にどのような座り方をしていますか？
床に座って立ち上がるときは、瞬間的にどのような立ち方をしていますか？
パソコンのキーボードを打つときは、どの指に力が入っていますか？
寝るときは、左右どちらかを向いて寝るクセがありませんか？
バッグをいつも左右どちらかの肩にかけていませんか？
食事をするときは、左右どちらかの側で強く噛んでいませんか？

いかがでしょう？

たぶん、ほとんどの人は無意識に動いているので「そういえば、そうかも」「えっ、どうだろう？　わかんないな」という回答になるのではないでしょうか。

しかし、こうした**ささいな動作の連続が全身の骨格をゆがませてボディラインをつくり、健康を害する元になっていくのです。**

生活習慣病には、食生活が関わっていることはだれでも知っていますね。

長年の食事の積み重ねが、高血圧や糖尿病や心筋梗塞などにつながります。

体のゆがみも同じで、生まれたときからの間違った動作が積もり積もっていきます。

体に無理を強いるさまざまな動きが、年齢分のゆがみをつくっているのです。

たとえば何気なく立っているときに、常に左か右どちらかに重心をかけている人はたくさんいますが、それだけでも骨盤の変位が出てきます。

CASE1（Sさん・30代女性）

原因は十数年にわたる指の使い方だった

Sさんはもともと肩こりがひどく、そのうえ手指のしびれが強くなってきたため病院を受診したところ、頸椎椎間板ヘルニアと診断されました。

頸椎椎間板ヘルニアとは、頸椎と頸椎の間で衝撃を吸収するクッションのような役割をしている椎間板の内部の髄核が飛び出した状態になる障害です。

病院では手術をすすめられました。

しかし、手術はしたくなかったので、東洋医学健康研究所に来られました。

私はカウンセリングをして、普段どのような手の使い方をしているか詳しくお聞きしました。

すると、原因は指にあることがわかりました。

Sさんは美容部員です。十数年間、**人差し指と中指と薬指でコットンを挟んでお客さまにメイクをしていたのです。**

試しにコットンを挟むいつもの指の動きと逆の動かし方をしてもらったら、一瞬でしびれが消えました。
治療後、その足で病院に行ったらヘルニアはなくなっていたそうです。
以来、指の使い方に気をつけて、肩こりもすっかり治りました。

あるいは自然に立つと、足先が外に向く人もいます。そうすると歩くときも座っているときも足先は外を向いて、足首から膝関節、股関節へとゆがみが起きてしまいます。

ほかにも骨格のゆがみの原因になるクセはたくさんありますが、**つまりは間違った位置で動かすバランスの悪い動作がゆがみになるのです。**

本来あるべき位置ではない位置で動作するのが恒常化すると、それが当たり前になります。左重心の人に、正しくまっすぐ立ってもらうと「右に傾いている」と感じますし、足先が外を向いている人だったら、足先を正面に向かせると「内股になっている」気がします。間違った位置が、その人にとって〝正しい位置〟になっているからです。

ゆがみをつくる動作やクセは、ほんのちょっとしたことです。ほんのちょっとしたことだからこそ気づきませんし、それが間違っているという認識もありません。

しかし、それでは体の中で痛みの種を大きく育てているようなものです。

ですから、どのような動作やクセが自分のゆがみをつくっているのか、原因を知ったほうがいいのです。

原因がわかればセルフケアは簡単です。

CASE2（Tさん・40代男性）

朝から晩まで左上を見続けて頸椎ヘルニアに

Tさんはメーカーに勤務する技術者です。あるとき痛みはまったくないのに手に力が入らなくなり、重いドアを押せなくなりました。

整形外科で診てもらったら、CASE1のSさんと同じく頚椎椎間板ヘルニアとのことで、やはり手術が必要と言われたそうです。

私は問診の段階で、Tさんの頚椎の位置が常に斜め左に傾いていることに気づきました。

そこで首を逆の方向に向けてもらって、重いものを押す動作をしてもらったら難なく押すことができます。

「これだ」と思い「普段、左上に何がありますか?」とたずねたら、「あっ」とおっしゃって「工場で左上のモニターをずっと見ています」とのこと。Tさんは10年以上、左上に設置してあるモニター画面を見続けていたのです。

しかも、帰宅してからもリビングルームで夕食を食べて寝るまで、左斜め上を向いて座ってテレビを観ていることもわかりました。

骨格の矯正治療をして頚椎の位置を戻し、工場と自宅で座る位置を変えたら、症状はまったく出なくなりました。

要は**いつもやっている動作の逆をすればいいだけ。**

たとえば膝も足先も内側を向いて、内股O脚になっているとしたら、膝と足先を正面に向ける。立っているときも歩いているときも座っているときも、意識して気をつけるだけで足の形は変わってきます。

間違った動作によるゆがみがたまりにたまって痛みや不調が出現する前に、立ち方、座り方、歩き方といった基本動作から直していきましょう。

膝や股関節の痛みを生む立ち上がり方とは？

日常の生活で最も気をつけるべきことは、立つ・座るという動作です。

私たちが起きている時間は、立っているか座っているか、必ずそのどちらかで何らかの活動や作業をしています。

すなわち立つ・座るは動作の基本で、まずこれが正しくできなければ、立ち仕事や座り仕事も正しくできませんし、正しく歩くこともできません。

高層ビルがほんのわずかでも基礎部分の傾きがあったら建てられないのと同じように、不安定な下肢部は上体にも影響をおよぼしていきます。その**下肢部の不安定な状態をつくるのが、立ったり座ったりするときの間違った動作なのです。**

立ったり座ったりするときに、膝を中や外に向けたり、足首を内側や外側にねじったりし続けると、膝関節への負担が増大し、大腿骨や骨盤のズレや変位をまねきます。

典型的なのは、床に座って立ち上がるときの足の動き。

私たちは普段、日中は椅子とテーブルや机を使って生活しています。

しかし、仕事の職種によっては頻繁に床に座ったりしゃがんだりしますし、家事をするときは座って床から立つという動作を繰り返します。

あるいは自宅でくつろいでいるときは、床に座る、またはごろりと横になったりしている方もたくさんいらっしゃるでしょう。

そのとき、あなたはどのような立ち方をしているでしょうか?

絶対に**やってはいけないのは、膝を中に入れて、内側にグッと重心をかけて立ち上がることです。**

立ち上がるまでのプロセスで、床に接地している足裏は内側に重心が傾き、足首から上がねじれます。

また、同じく膝を中に入れて、片方の足に重心をかけて立ち上がろうとする人もいますが、これも片方の足首から膝、骨盤のねじれをつくります。

膝や股関節の痛みの治療で来られた方はほぼすべてといっていいほど、この立ち上がり方をしているのです。

このような動作をしている人は、いまは何の痛みもないとしても、加齢とともに膝痛、股関節痛、腰痛に悩まされる確率が高くなります。

そしていったん膝、股関節、腰の痛みがあらわれると、普段の立ち上がり方を直さない限り、せっかく治療をしても再び痛み出すのは時間の問題となってしまうのです。

だれでも瞬間的にパッと立ち上がるので、自分が膝を中に入れていることに気づいていない人がほとんどだと思います。

【立ち上がり方】

やってはいけない立ち上がり方

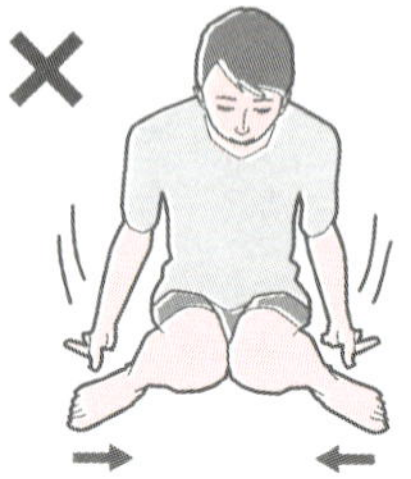

足の内側に重心をかけて
立とうとする。

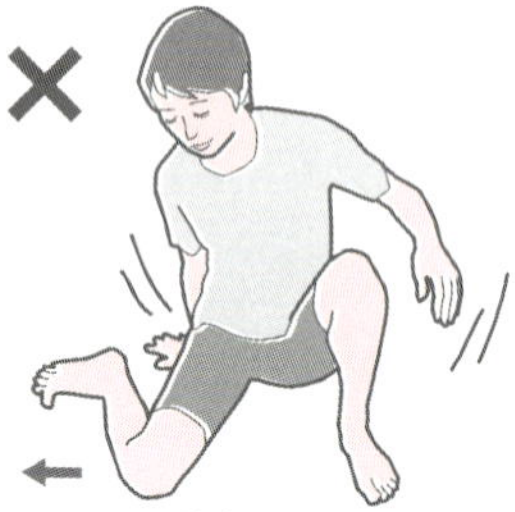

片方の足に重心をかけて
立とうとする。

壁を使って膝の向きをチェック

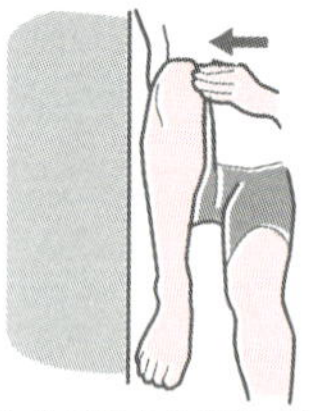

ひざが壁から離れて
しまったら手で戻す。

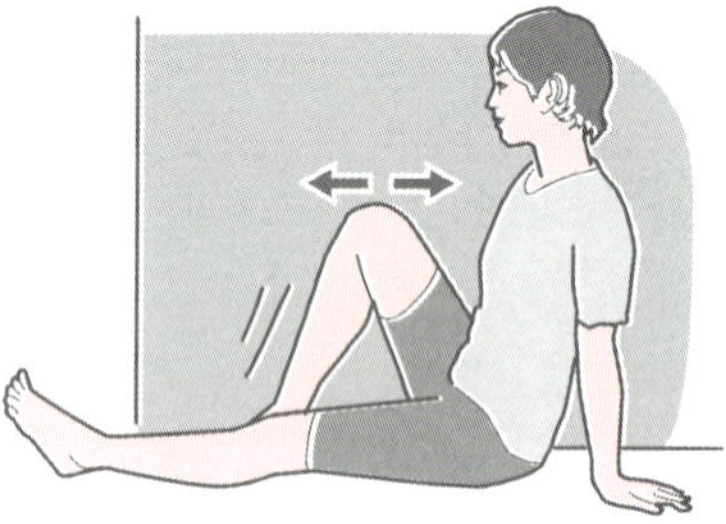

正座で両足をそろえて立つ時

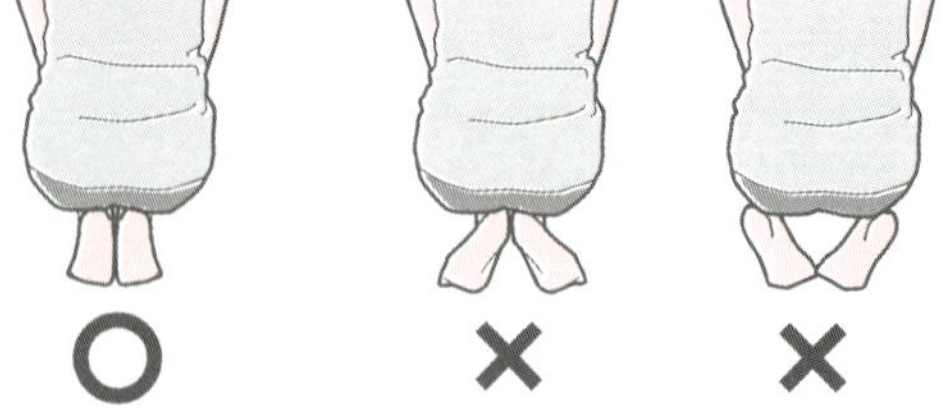

ですが、私の見るところ大部分の人は、足首、膝関節、股関節をグニャッとねじ曲げながら立っています。

試しに**壁を使って、膝の向きをチェック**してみてください。

壁に足の付け根から足指の小指まで、ぴたっとつけて曲げ伸ばしをします。何気なく曲げ伸ばしをすると、膝頭が壁から離れて内側に傾いているのがよくわかるはずです。

この間違った立ち上がり方を気づかずに毎日毎日やっていると、いずれは膝が痛み、股関節が倒れて、恥骨が上がってきます。

そうすると骨盤から背骨にかけてゆがみができ、神経の圧迫が引き起こされて内臓にも影響がおよんできます。

そのうえ立ち上がるときに**膝に手を置く人もよくいますが、これはもう絶対厳禁。**内側にねじった膝に体重を乗せて立ったりしたら、膝のお皿を支えるじん帯が伸びてしまい、常に間違った方向へと骨を動かしていくからです。

床に座って立ち上がるときの動作は、椅子から立つときも同じクセがついてしまいます。正座から立ち上がる場合も注意が必要です。

こうした一方向の悪い動きの繰り返しが、年月とともにいかに足から骨盤、背骨に大きな負担をかけていくか、みなさんも容易に想像がつくでしょう。

膝頭と足先はどっちを向いていますか?

間違った立ち上がり方をしていると、当然、立ち方・座り方・歩き方も間違ったものになります。

全身のゆがみをつくる立ち方と座り方は、いろいろなパターンがあります。

悪い歩き方は、階段の上がり下りを見るとよりわかります。膝頭と足先の外と内の間違った向きが強く出るからです。

駅の階段で観察すると、膝頭も足先もまっすぐにして上り下りしている人はほとんどいません。

【立ち方・座り方】

正しい立ち方

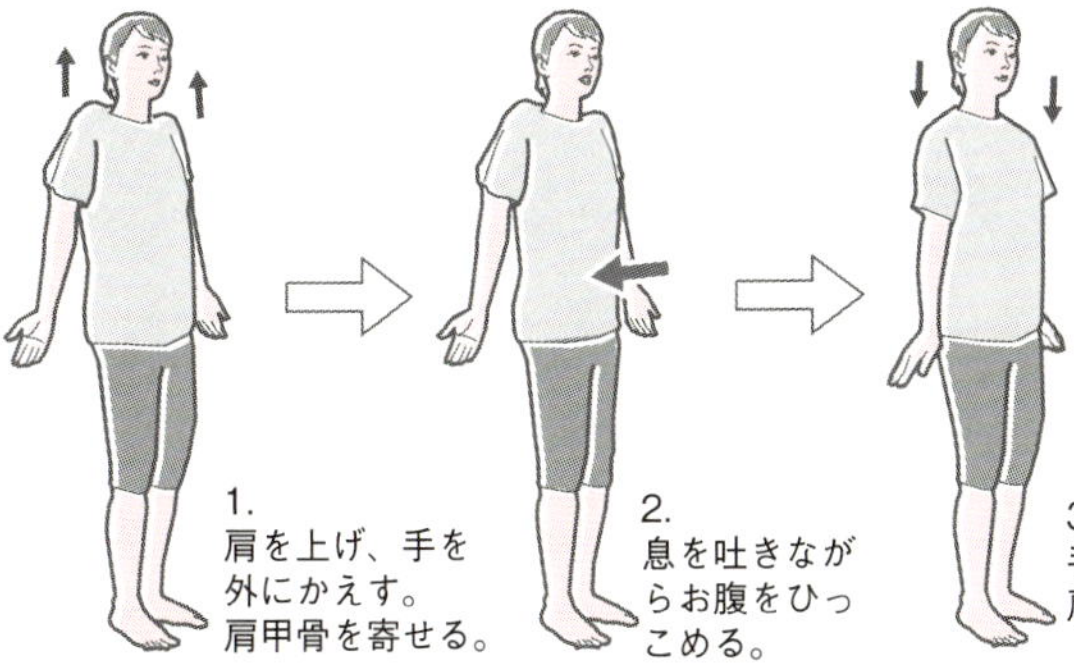

1.
肩を上げ、手を
外にかえす。
肩甲骨を寄せる。

2.
息を吐きなが
らお腹をひっ
こめる。

3.
手のひらを戻し
肩の力を抜く。

正しい正座

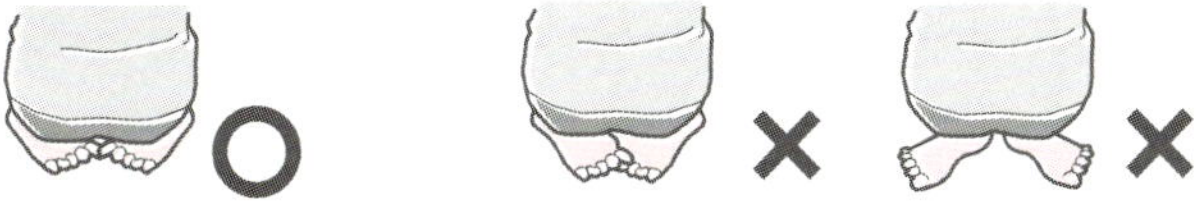

両親指があたっている。
かかとの中にお尻を収める。

足先を重ねない

足先が外側に向かない。

間違った階段の上り方

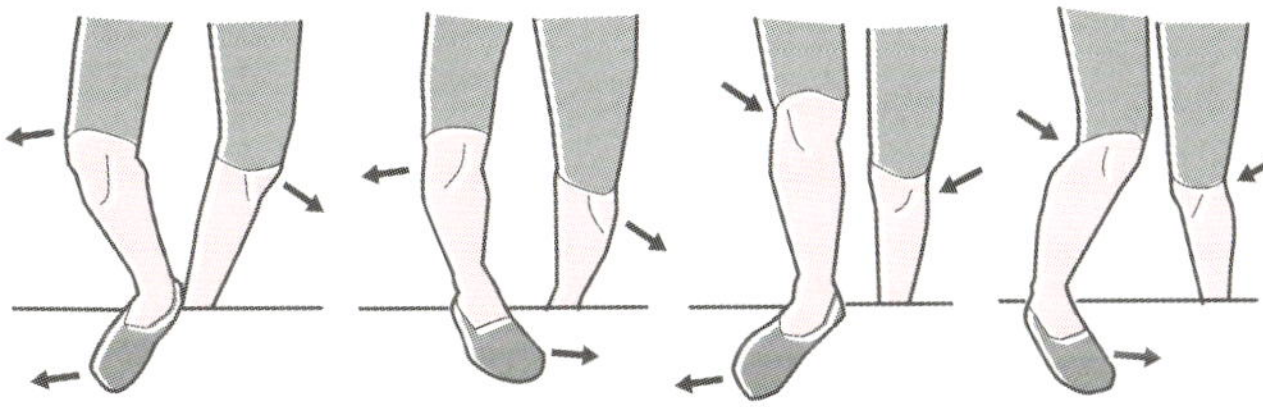

たとえば意識して、膝頭と足先を正面に向けて上がり下りしてみてください。たぶんギクシャクした動きになって、下りるときはちょっと怖いかもしれません。だとしたら、確実に間違った歩き方をしているのです。

東洋医学健康研究所のサロンでは、必要な方には、階段の壁に足を沿わせ膝頭も足先もまっすぐに向けて上がり下りをする練習をしていただいています。

膝と足先の正しい向きを、しっかり脳に覚え込ませるのです。

もうお気づきかと思いますが、**立ち上がるにしても座り方・歩き方にしても、大事なのは膝も足先も常にまっすぐに向けること。**

難しく考える必要はありません。まずは意識から変える。「まっすぐ、まっすぐ」と頭の中で唱え続けるだけでもいいのです。

何度も繰り返しますが、体のゆがみは日々の動作の積み重ねでできます。

たとえば靴の踵部の外側がすり減る人は多いのですが、その時点でまっすぐに歩いていないということです。

【電車で見かける座り姿】

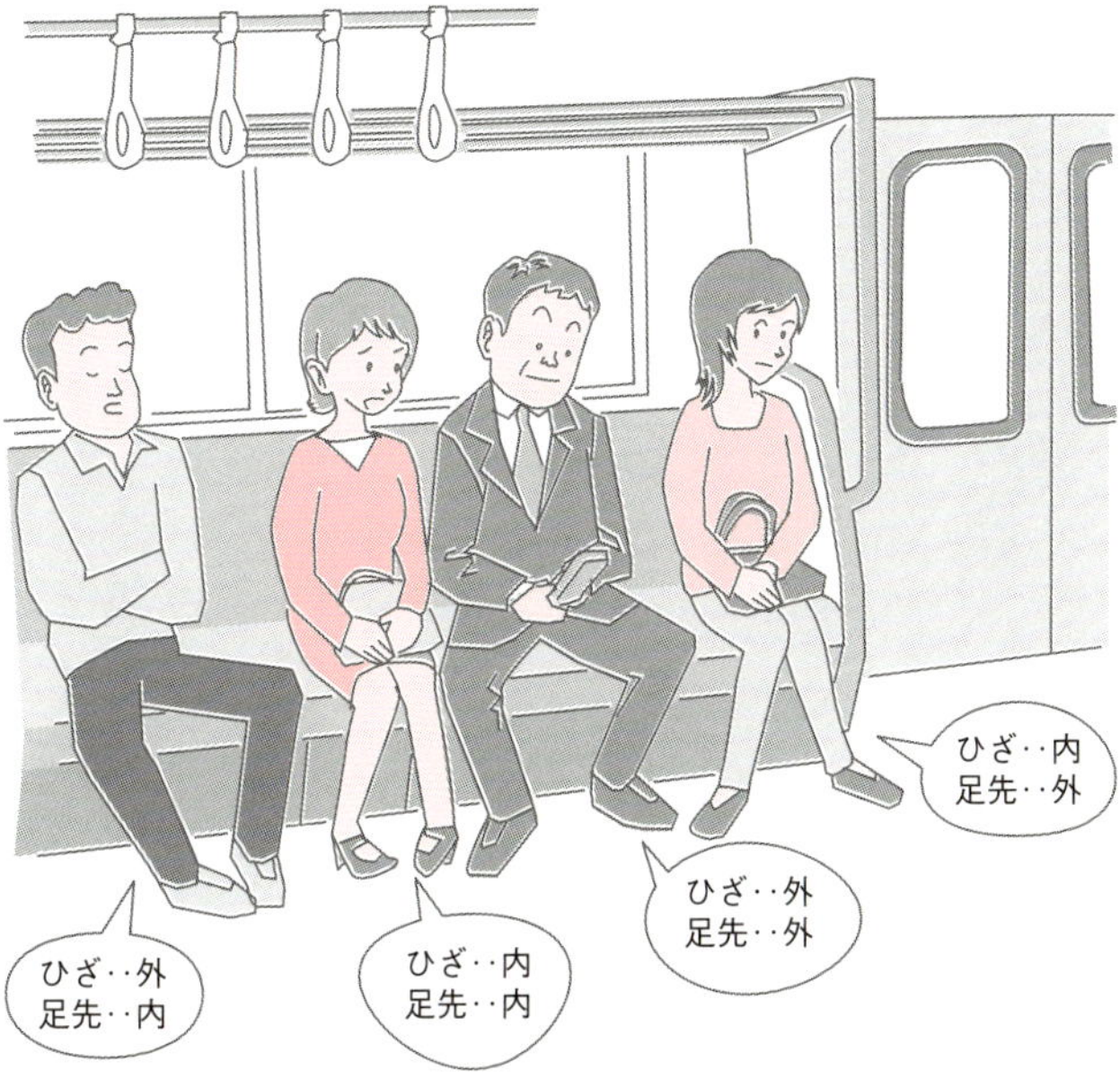
ひざ‥外
足先‥内
ひざ‥内
足先‥内
ひざ‥外
足先‥外
ひざ‥内
足先‥外

足の甲の中心線は、踵と人差し指をつないだラインです。このラインを正面に向けて歩いていなければ、踵部の外側がすり減ってくるのです。それは、すり減った分だけゆがみを増大させている証拠といえるかもしれません。

人はみな、膝、股関節、腰が痛み出すと**「ある日突然」と言いますが、事故やケガではない限り「突然」はありません。**

何気なく立つとき、座るとき、歩くときの、正しい膝頭と足先の方向を意識することが、「ある日突然」の痛みを防ぐためにいちばん大事なこと。また、横座りや足組みなどのクセを自覚して、左右バランスのとれた立ち居振る舞いを心がけることです。

CASE3（Aさん・50代男性）

右腕と肩のゆがみから発した内臓の病気

Aさんの主訴は右腕の痛みとこわばり、肩こりでした。

お話を伺うと、いつもお仕事でデスクの左側に資料を起き、それを見ながら手書きで書類に書き入れたり、パソコンにデータを入力したりしているとのことでした。

そのため右の肩は極端に内側に入り込んでいました。これはリ・ジェネセラピーによる骨格の矯正で簡単に治すことができます。

しかし私が気になったのは、Aさんのゆがみのパターンから推察すると胸椎の神経に悪影響がおよび、消化器の疾患をまねくリスクがあるということです。

そのことをAさんに説明し、「お仕事は仕方ないので、右の肩が入らないようにこういうストレッチをしてくださいね」とやり方をお伝えしました。

ところが多忙なAさんはストレッチをせず、しばらくすると胃のむかつきを覚えました。

私の話を思い出して、検査を受けると胃がんが見つかりました。

早期発見ができたため手術でがんを切除し、いまはストレッチもちゃんと続けて健康を維持しています。

私はいつもサロンで患者さんに「赤ちゃんは、いきなり歩き出さないですよね？」というお話をしています。

赤ちゃんは、一生懸命立ち上がったり転んだりしながら、バランスをとって歩き出します。痛みや不調を解消するには、赤ちゃんと同じように、ゼロから正しい重心をつくる必要があります。

間違ったバランスをリセットして、正しい動きを脳と体に覚えさせていけば、痛みのない体になることも十分に可能なのです。

〝健康オタク〟が不健康になるのはなぜか？

立つ・座る・歩くという簡単な動作だけで、全身のゆがみをつくり出すということはおわかりいただけたかと思います。

ましてや間違った動きで激しい運動をしたら大変。過激な運動も、体のゆがみをつくる大きな要因のひとつです。

では、実際に運動のどのような動きが体をゆがめてしまうのでしょうか。

CASE４（Uさん・30代女性）

腰椎ヘルニアの原因は歯の噛み合わせだった

Uさんは腰椎椎間板ヘルニアと診断され、担当医に手術を宣告されました。

腰椎ヘルニアもCASE１と２の頸椎ヘルニアと同様に、腰椎と腰椎の間にある椎間板から髄核が飛び出して、神経を圧迫することで痛みが起きる疾患です。

ネットでいろいろと調べ、手術は避けたいと思ったUさんは、東洋医学健康研究所に来られました。

首と腰は連動していますから、腰椎ヘルニアの場合、頸椎１番、２番の治療をします。それによって神経の圧迫がとれて、ほとんどは痛みがスッと消えます。

ところが頸椎の矯正をしても、すぐに戻ってしまうのです。調べてみると、頭蓋骨の下顎骨が下がって噛み合わせの異常があることがわかりました。

私は「これは原因は歯ですよ」と説明し、信頼できる歯医者さんを受診してもらいました。

腰痛、頭痛、首の痛み、耳の障害などは、骨格の矯正が作用しなければ噛み合わせの問題が疑われます。

歯科治療で、Uさんのヘルニアは完全に治りました。


筋力トレーニングのし過ぎで、腰を「く」の字に曲げてやってきた男性の患者さんと、こんなやりとりがありました。

男性「腰がもう、痛くて、痛くて。どこの病院に行っても鎮痛薬をくれるだけで、だんだんひどくなっているんです。どうなっているんでしょう？　こんなに鍛えているのに」

私「**痛いっていうことは、体が〝やめてくれ！〟と言っているんですよ。**トレーニングはすぐに全部やめてください。筋トレ禁止」

男性「ええっ！　そんな……」

私「だって、**トレーニングをして健康になっていますか？**　すごく痛いんでしょ？」

男性「そうなんですよー。だから納得がいかない」

私「痛いのは幸い。トレーニングできなくてよかったと思いましょ」

男性「いやあ、でもせっかくつくった筋肉が落ちるのはイヤだから、器具使って握力くらいは鍛えておきます」

私「わっ！　それは絶対やめて！　ますます悪化しちゃう」

これ、もちろん本当にあった話です。

この男性は筋力トレーニングのほか、水泳も毎日2キロ泳いでいました。

胸筋を鍛えたマッチョな体に、腰幅より太い足。首が前に倒れて、肩が中に入り込んでいるという、筋トレをしている人の典型ともいえる体型です。

腰を痛めているのに握力を鍛えたりしたら、頚椎のズレが胸椎から腰椎へと伝わって、腰の痛みがひどくなるのは目に見えています。

それでは、この男性はトレーニングで鍛えているのに、なぜこんな困った事態になってしまったのでしょう。

腰痛に関しては、水泳が要因になっていると思われます。

彼は平泳ぎが得意なので、平泳ぎばかりで泳いでいました。平泳ぎは、膝頭が外で足先も外のガニ股タイプの人が泳ぎやすい泳法です。

その平泳ぎを毎日続けた結果、太腿の外側の筋肉が縮んで太くなり、股関節で骨盤を中に押し込む形になっていました。それによって恥骨が押し上げられ、仙骨、腰椎へと悪影響がおよび、ひずみが腰痛となって出てきたのだと推測できます。

ちなみにクロールの場合は、膝頭が内で足先も内の内股タイプの人が得意です。こちらは毎日クロールを泳いでいたら、さらに膝が内側に入ってふくらはぎが横に広がってきます。

そして、ガニ股タイプの人とは逆に、骨盤が広がって恥骨は下がりやすくなります。

運動というのは、このように**もともとその人がもっていた体のゆがみをより増幅させる結果になりがちなのです。**

体がゆがんでいるということは、ゆがんでいる状態がその人の〝正しい状態〟になっています。

そうすると激しくきつい運動をするときは、無意識のうちにその人にとって〝正しいラクな動作〟つまりやりやすい得意な種目ばかりおこないがちです。

たとえば筋力トレーニングで歯を食いしばってダンベルを上げるときも、自分ではまっすぐに上げているつもりでも、骨格がゆがんでいる位置でできるだけラクに上げようとします。結果的に、ゆがみはますます大きくなっていくのです。

ですから、**得意な種目がある人や、ひとつの過激な運動をがんばってやっている人は、必ずどこか骨がズレて危険な状態になります。**

いろいろな種目のスポーツをまんべんなく、楽しい程度にやっているならいいのです。しかし、過ぎたるは及ばざるがごとし、です。運動のやり過ぎは体にいいどころか、健康を害することもあるということをぜひ知ってください。

激しい運動は骨を間違った方向に動かす

最近は男性だけでなく、女性も筋力トレーニングに励んでいる人がいます。

また、ジョギング、ウォーキング、ヨーガ、ダンス、ピラティス、各種の体操と、健康ブームはとどまるところを知りません。

ところが、私のサロンの患者さんには、一時ウォーキングで足を痛めて治療に訪れる方がたくさんいました。

ヨーガで腰を壊した女性、スポーツジムでのダンスやエクササイズのインストラクターで痛みを抱えた方も何人かいました。

健康にいいはずの運動をしているのに、どうして体を痛めてしまうのでしょうか。

それは筋肉が、間違った方向に骨格を引っ張ってしまうからです。

たとえば腹筋運動ひとつとっても、すでに骨格が間違った位置で屈伸をすればするほど、間違った筋肉がついていきます。

すると、間違った方向に骨が動いて引っ張られ、正しい位置では動作ができなくなるので、運動をするほどにゆがみが悪化するのです。

ですから**運動をするなら、その前に骨格のゆがみをとってからやるべきです。**でなければ、ズレていた骨はもっとズレていき、全身のゆがみをどんどん大きくしてしまいます。それはもともとその人の弱い臓器の病気をまねく引き金にもなりかねないのです。

そして、**トレーニングのし過ぎは、美容にも決して良いものではない**ということも、わかっていただきたいと思います。

男性も女性もトレーニングで鍛えて、筋肉がついてくると喜んでいます。女性でも「お腹が縦に割れた！」と自慢したりしていますね。

しかし、鏡に映してよくチェックしてみてください。

激しいトレーニングをしている一般の女性で、ウエストのくびれがキレイに左右対称に出ている人はほとんどいません。

縦に割れた両側のラインも、よく見ると左右上下いびつなラインです。それが何を意味しているかというと、骨格のゆがみにほかならないのです。

背骨にゆがみがあって、無意識的に左か右どちらか力を入れやすい側で反復運動をしていると、片側だけくびれのカーブが大きくなるのは当たり前。

女性は「ウエストが細くなった!」と喜ぶ前に、バランスの悪さをつくり出し、骨格をさらにゆがませていることに気づいてほしいと思います。

みなさんは締まった体になるために筋力トレーニングをがんばると、**上腕二頭筋や胸筋が鍛えられて、メリハリのあるボディになったような気がするかもしれません。**だけど、それははっきりいって錯覚です。

ダンベルなどを使って鍛えると、背中側の肩甲骨が腕や胸の筋肉に引っ張られ、まず肩が中に入って巻肩になります。

そして、背中が丸くなって首が前方に出てきます。

CASE5（S君・10代男性）

すべり症の要因は腰ではなく踵と歯にあった

治療当時、S君は中学1年生でバドミントンの選手でした。

練習漬けの日々を送っているさなか、腰椎と腰椎がズレてくるすべり症になり、腰と下肢の痛みが出現しました。

病院で治療をしていったんは痛みがおさまっても、また痛み出すという繰り返しで、あちこちの医療機関を転々としたあげく東洋医学健康研究所にやってきました。

全身を診ると、問題は踵の位置にありました。

そして歯の噛み合わせも原因になっていることがわかりました。

私は踵の位置の矯正をし、歯科でも噛み合わせ治療をしてもらいました。

骨格矯正と歯科治療と両方をおこなったことで、どこに行っても良くならなかったすべり症が治り、S君は何とスポーツ推薦で志望高校に入学しています。

すべり症はスポーツに励む青少年に多い疾患です。私のサロンには、小さいころからスポーツ競技をやっている子どもたちが腰や足の痛みを抱えてよく訪れます。

青少年期に足を痛めると、大人になって全身のゆがみにつながりやすいので注意が必要です。

もっと問題なのは、胸筋を鍛えて胸の筋肉を縮めると、肋骨がぐんぐん上がって広がってしまうということ。

背中側から肩甲骨が引っ張られ、行き場のなくなった肋骨は胸側の胸骨と接合している肋軟骨が広がって、結果的にずん胴になってしまいます。

広がった肋骨はむくみの原因にもなり、やがて胸の肉は腕や脇や背中へと散っていきます。したがって、女性は筋トレでバストアップはあり得ないと思ったほうがいいでしょう。

また、**筋力トレーニングのメニューの多くは、器具を使い、握り手を強くします。**

【筋トレをしている人の体型】

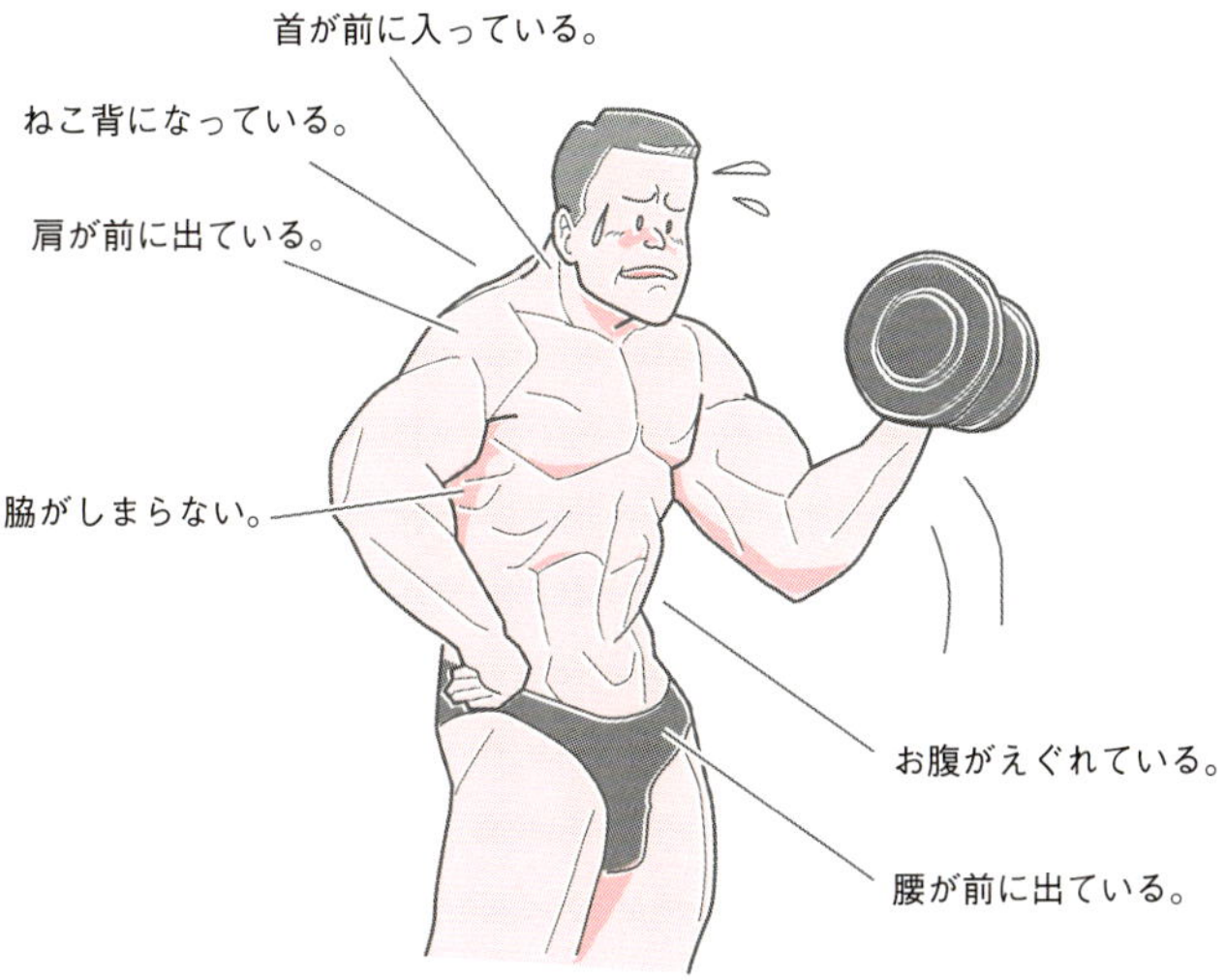
首が前に入っている。
ねこ背になっている。
肩が前に出ている。
脇がしまらない。
お腹がえぐれている。
腰が前に出ている。

目いっぱいギュッと握る動作を続けると、上腕二頭筋が縮んできます。そうすると、肩が引っ張られて内転し、ますます首が前に出てくるのです。

男性の場合でいうと、自己流で筋トレをやっている方のほとんどは、胸筋ができたと思っていますが、それは肋骨が上がった結果の単なる鳩胸です。

鳩胸は呼吸を浅くして、肺病になりやすくなります。そして毎日手を握り込んで肩が入り込んでくることで、一緒に頸椎が出てきて背骨をゆがめてしまいます。

骨を無理に動かすと、体はそれをどこかで補おうとしますから、脊髄の圧迫が起こることもあり得るのです。

締まった体にしたいなら、過激な運動をしなくても、肋骨や恥骨の矯正で治すことができます。リ・ジェネセラピーによって矯正治療をすれば、どなたも劇的にスリムになりますが、うちではとくに「ダイエット効果」は謳っていません。

骨格が正しい位置に戻れば、本来のキレイな体になるのは当然でわざわざいうまでもないことだからです。

さらにいうなら、矯正治療を受けなくても、普段の立ち方、座り方、歩き方、呼吸に気をつければ、肋骨や恥骨は正しい位置に戻すことができます。

次の章ではセルフケアの方法もご紹介しますので、ぜひやってみてください。

日々のケアで急激には変わりませんが、無理なく着実にむくみがとれて締まった体になります。

とにかく、**一概に「運動は体にいい」とはいえませんし、目先のダイエットだけでなく10年後、20年後、30年後の健康も考慮するべきです。**

とくに手を握り込んだり、重過ぎるものを持ったり、腕を酷使する運動はおすすめできません。やるならラクで楽しい程度の運動をしてください。

ゆがみは赤ちゃんのうちに早期発見、早期矯正

日常の動作や姿勢、クセによって骨はだんだんズレていき、そのうえ間違った運動

をすることで、骨格のゆがみはよりいっそう悪化していきます。

では、そもそも**なぜ間違った動作をするのかというと、結局のところ遺伝（DNA）ということに行き着きます。**

私は長く、赤ちゃんや子どもさんの治療もしてきました。

おじいさん、おばあさん、お父さん、お母さん、お子さんと診させていただいて、親子代々の臨床経験を積み、体型や動作の遺伝を目の当たりにしてきました。

たとえば、足に関してはさほど問題はないお父さん、お母さんの子どもの立ち姿は、やはりまっすぐにちゃんと立っています。

ところが、膝が中に入っていて膝頭をクリクリ回して歩いているお母さんの子どもは、同じようにクリクリ回しています。

あるいは、肋骨がグッと上がって広がっているお父さんの子は、赤ちゃんのときから肋骨が上がって、見るからに鳩胸になっています。

こうした**例を数多く見ると、これはもう遺伝としか考えられないのです。**

親から受け継いだ遺伝子は、赤ちゃんが寝ている姿を見ただけでもわかります。

健康な赤ちゃんは下腹だけが動く呼吸をしていますが、鳩胸の赤ちゃんはぷっくり膨らんだ胸で呼吸をしています。

また、肩甲骨がポコンと飛び出している赤ちゃんもいます。生まれたときから肩が中に入っていることによって、肩甲骨が出てしまっているのです。


もう少し大きくなると、骨格もはっきり見えてきます。

ある子どもさんは、ズボンを履かせていると、サイズが合わないわけではないのになぜかズルズル下がってきてしまうのだそうです。

どうしてかというと、腰椎のカーブがないのでお尻がペタンコになっているのです。

これらは成長すると、いろいろな痛みや病気につながります。

鳩胸の赤ちゃんはぜん息になりますし、腰椎のカーブがないお子さんはヘルニアになるリスクを抱えています。それは生まれもったリスク要因といえるのです。

ですから、ここでいいたいのは、**できるだけ早いうちに骨格を正しい位置に戻してあげたほうがいい**ということです。

「遺伝だからしょうがないね」ということはありません。早ければ早いほど悪いクセは矯正しやすいのです。

足の形にしても、アメリカ最大の足底板制作メーカーのランガー・バイオメカニクス・グループの研究によると、3歳までに踵の骨格の位置は決まるといわれています。ハイハイをしているときの、足先の方向で立ち方が決まり、足の湾曲も決まり、骨盤の位置も決定づけられていきます。

そのとき親がO脚だとしたら、子どももO脚にならないように、成長の過程において立つとき、座るとき、歩くときに、膝や足先の方向の間違いを直してあげることです。「立って歩き出す前」の、なるべく小さいうちに正しいクセをつけてあげれば、将来、さまざまな痛みや病気につながるのを回避しやすくなるでしょう。

いずれにせよ**遺伝は意識と努力で変えられます。**

わかりやすい例でいうと、背中が丸まりやすい人のなかには、子どものころに親から「姿勢、姿勢」とうるさく言われていた人もいるのではないでしょうか。

そうすると、自分が親になったら、同じように子どもに「背中曲がっているよ」と注意したりします。

そうやって親から子へ、子から孫へ、無意識に遺伝の矯正をしているのです。

CASE6（O君・10代男性）

心と体の緊張がつくり出す足のトラブル

O君は小学6年生のサッカー少年です。小学校生活最後の試合を目前にして、なぜか走れなくなりました。

ずっとがんばって練習をしてきたのに、このままでは試合に出られないということで、お母さんに連れられてやってきました。

走ろうとすると、足を引きずってしまうのですが、O君は「痛くはない」と言います。よく話を聞いてみたら、約1年前に骨折をしたのだそうです。それが要因になっていると判断し、調べると、やはり下肢に固定の間違いが起きていることがわかりました。

間違った位置を正しい位置に戻して走れる状態になりましたが、O君は、1年前の骨折からあせりや心細さも抱えていることがわかりました。

骨折して練習ができない、みんなから置いてきぼりになるということが、心と体の緊張になってたまっていたのです。

そこで心理療法のセラピーを加えると、心も体も一気に解放されました。

間違った位置で足が固まっていたのは、ギュッと縮んでいた気持ちにも原因があったのです。

ところが、無自覚でいると、親が背中が丸くなっていたら、子どもも丸いまま大人になります。そうして背骨がゆがみ、中高年になると痛みが出てくるのです。

体の悩み、痛み、不調の原因は、元をただせば遺伝の要素が大きいと思われます。
そして、それを**認識しているかしていないかで、将来の健康状態は左右されます。**

お子さんのいる方は、小さいうちに骨格や動作を矯正してあげてください。
また、大人の方は、親の動作、姿勢、クセを思い返して、正すように心がけてください。

西洋医学の世界では、最近は遺伝子診断とか遺伝子治療がさかんに研究開発されています。生まれながらの骨格のゆがみも、変えていくための努力ができるはずです。

ストレスや心の悩みが体をギュッと硬くする

痛みや不調の原因となるゆがみは、心の問題とも密接に関わっています。
たとえば過去に「赤い車にはねられた」という経験があったとしたら、年月が経過しても、赤い車を見ると思わず足がすくんでしまうことがあります。

それと同じようにストレスや悩みや過去のトラウマは、体をギュッと硬直させます。

つらい、悲しい、悔しい、ひどく腹が立つといった出来事に遭遇すると、急激な筋肉の萎縮が起こります。

それによって骨格の可動域が制限され、骨のズレが生じてゆがみにつながることもあるのです。

とくに言葉は、心と体におよぼす影響が多大です。

相手が何気なく口にしたひと言で、イライラしたり、悔しかったり、悲しかったり、ときには絶望の淵まで追いやられたりもします。

その一方、たったのひと言が涙が出るほど嬉しかったり、ホッとしたり、勇気づけられたりもします。

かつて治療した小学生の女の子は、肋骨が上がって呼吸が浅くなっていました。

私はリ・ジェネセラピーで頸椎から延髄にアプローチをかけて、肋骨の位置を治そうとしましたが下がりきりませんでした。

呼吸が浅いということは、子どもなりに何らかのストレスを抱えている可能性もあります。

そこで彼女にたずねてみました。

「悲しい、悔しい、ムカつく、イラつく。いまの気持ちはどの言葉がぴったり合う？」

すると、ポロリとこぼれた涙と一緒に「悲しい」という言葉が返ってきました。

これは骨格の矯正に加えて、心のケアが必要です。

心理療法のテクニックで感情を解放するセラピーをおこなったところ、たちまち肋骨が下がり正しい呼吸になりました。

そして、学校でいじめに遭っていたことを話してくれて、「もうだいじょうぶ」と元気に帰っていったのでした。


いま現在の悩みや苦しみだけでなく、もう昔の話と忘れているような出来事でも、そのとき受けた心の傷は体が覚えています。

そうすると筋肉は萎縮したままで、血液やリンパの流れを滞らせていることがよくあるものです。慢性の肩こり、首のこり、頭痛などは、幼いころからのネガティブな感情が要因になっている例も少なくないのです。

心が起こす痛みで最も顕著なのは、ぎっくり腰です。

ぎっくり腰になった経験のある方は、思い出してみてください。腰がグキッとなる前に、ムカついたとか、悲しかったとか、悔しかったといった感情がありませんでしたか？

ある男性の患者さんは、奥さんと口ゲンカをした直後に掃除をして、重いものを持った瞬間ぎっくり腰になったそうです。

私が、患者さんにお聞きした限りでは、ほとんどの方が「ああ、そういえば」とおっしゃいます。

CASE7（Mさん・40代男性）
痛みがなくなれば気持ちも前向きになる

知人から「すぐに診てあげてほしい」と紹介されたMさんは、大人3人に抱えられてやってきました。

学生時代から幾度となく腰痛に襲われて、そのたびに鍼やコルセットで治したのだそうです。

ところがまた痛みが出てきて、病院で牽引やブロック注射を繰り返したもののついに鎮痛剤も効かなくなり、手術で治る可能性もないと言い渡されました。

全身の診断をしたところ、腰の痛みの原因は姿勢にあることがわかりました。

常に膝と足首を外側に向けて、恥骨が上がる姿勢は腰の骨にSがなくなり、まっすぐに腰椎に体重がかかります。

そのため腰の骨は体重が支えられなくて、軟骨を押し潰してくるのです。

骨格矯正をしたのち、「正しい位置はここですよ」とお伝えしました。

Mさんは、**自分のどういう動作が腰の痛みをつくるのかわかって、不安もすっかり消えたようです。**

痛みのない普通の生活を取り戻し、「これでまた仕事もがんばろうという気になりました！」と言ってくださったのは、私にとってとても嬉しいことでした。

中医学では右脳（感情脳）は肝胆と関係があり、それは筋膜であらわれるとされます。自分のネガティブな感情がぐるっと戻って自らの痛みをもたらす例が多いのは、とても興味深いところです。

人は痛みや不調があらわれると、体を治そうとします。

しかし、体と心は切り離せないものですし〝**目に見えない感情のエネルギー**〟**も見過ごすわけにはいきません。**

ＷＨＯ（世界保健機関）は１９９９年、新しい健康の定義について、「健康とは身体的、精神的、社会的、霊的に、完全に幸福な状態を意味し、決して単なる病気や障害による不完全だけを意味するものではない」

このような提案を出しています。

従来の定義における「精神的」という言葉とは別に、「霊的（スピリチュアル）」という言葉が付け加えられました。

霊的というと、私たち日本人にはいまひとつ馴染みにくいのですが、ＷＨＯが提唱しているのは、西洋の宗教的な意味合いを含んでいます。

しかし、日本でも「天の助け」といった言葉もあるように、洋の東西を問わず、普遍的な重要な概念といっていいのではないかと思います。

私はこれまでに多くの方の治療をしてきて、スピリチュアルなエネルギーが痛みや病気と直結していることを実感しています。

人の体には数値だけでは説明できない事象も起こりますし、その人の「心」というより「魂」というべきもののありようで、病気を悪化させることもあれば、ウソのように解消することもめずらしくないのです。

健康も若々しさも美しさも、物理的な治療や治療薬、化粧品、サプリメント、トレーニングだけで手に入れることはできません。

目に見えないエネルギーが「心と体の健康に影響をおよぼすこともあるかもしれないな」と受け止めることはとても大切です。

「これは単なる痛みなのか、重い病気につながる兆候なのか」というときに、理屈ではない直感あるいは勘に助けられることも多いからです。

さて、次の章ではいよいよ自分でゆがみを直す方法をご紹介しますが、ここまで述べてきたゆがみをもたらす原因を踏まえ、ぜひポジティブなエネルギーを高めた状態で実践してください。

第4章

自分で
簡単にできる
ゆがみ治し!

手のひらのストレッチ

手のゆがみをとって肩こりも猫背も解消

だれでも起きている間は、何かをつかみ、握り、持って、手指を大きく広げることはほとんどありません。

仕事の内容によっては、朝から晩まで器具や道具をつかんでいたり、指を使って細かい作業をしている人もいるでしょう。

たとえば車の運転をすると、親指側に力が入ります。

また、ハサミを使う人なら、小指側に力が入ります。

あるいはペンを使うときに筆圧が強いタイプの人は、親指、人差し指、中指を酷使することになります。

器具を使う筋力トレーニングをしている人なら、目いっぱい両手を握り締めなければなりません。

普段の生活で、このように手を強く握っているとどうなるのでしょうか？

指を中に握り込むことで、肩も中に入ってきます。

肩が中に入れば、頸椎がズレて首が前に出てきます。

肩甲骨も前に引っ張られて、背中が丸くなってきます。

さらに、胸側の肋骨が上がり広がってきます。

とくに利き手は常に使っているので、常時指が曲がって、手首、肘、肩、首を痛めるという結果をまねきやすくなってしまうのです。


ただし、そうはいっても日常の動作で手を使わないわけにはいきませんよね。

そこで次のような人は、手のひらのストレッチをおこなってください。

第２章の「手のセルフチェック」で指が曲がっている人
肩こり、首のこりがつらい人
猫背や姿勢の悪さに悩んでいる人

セルフチェックで利き手の指が曲がっていた人は、そちらの手の指を念入りにストレッチしてください。

セルフチェックで両手の指がどちらも曲がっていた人や、仕事などでいつも両手を握っている人は、両手の指をよく伸ばします。

また、親指、人差し指、中指をよく使う人は、その3本の指にしっかりストレッチをかけましょう。

ストレッチをおこなうときの注意点は次の通りです。

❶ストレッチをする側の手を上げてバンザイをします。このとき肘をまっすぐ伸ばして、腕を耳の後ろにぴったりつけるのがポイントです。ちょっときついなと感じるかもしれませんが、その感覚を覚えておいてください。

❷両肘を脇につけて両脇をしっかり締めて、肩が中に入らない体勢で、親指から10秒数えながらストレッチをかけていきます。親指の根元を握り、下げながら思いきり外側にねじります。

❸人差し指も、親指と同様に外側にねじります。

【手のひらのストレッチ】

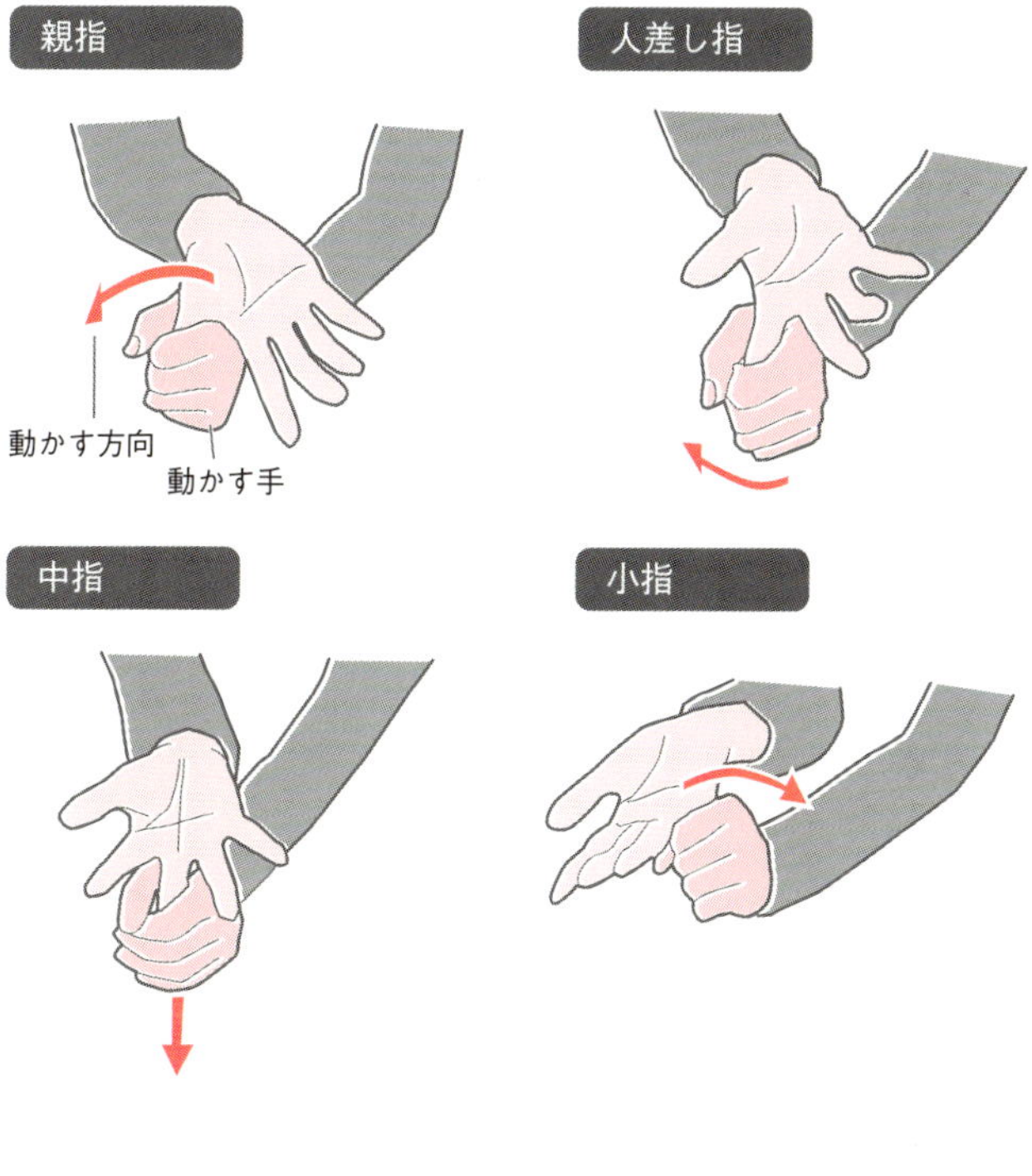

❹中指はねじらずに、まっすぐ運命線にそって垂直に下げます。
❺薬指はほかの４本の手骨、指骨より引っ込んでいるのでストレッチはかけません。
❻小指は、親指、人差し指と逆に手を広げるようにねじります。
❼両手の指のストレッチをし終わったら、再びバンザイをします。ストレッチをする前よりラクに上がればＯＫです。

ストレッチ効果を上げるには、指を十分に伸ばし、手のひら全体をグーッと開いていくように伸ばすのがコツです。

これは頸椎7番、胸椎1番に作用するので、手、指、肘、首、肩の痛みのほか、鼻づまりなど呼吸器系のトラブルにも有効です。

吐ききる呼吸の練習

肋骨をキュッと締めて正しい呼吸をしよう

正しい状態の肋骨はキレイにキュッと締まっていますが、生活習慣や間違った動作、精神状態によっても上がって広がってしまいます。

肋骨が上がると、上半身のむくみや体型の変化、もちろん健康にも悪影響をもたらします。いちばん大きな問題は、正しく深い呼吸ができなくなるということです。

肋骨は加齢とともに上がってきます。それもたいがいの人は左右対称に上がっているのではなく、左右どちらかが上がったり広がったりしています。

そうすると呼吸をするときに、間違った位置にある側でうまく吐いたり吸ったりできなくなり、ますますそちら側の肋骨が上がって広がるという悪循環に陥ってしまうのです。

正しい呼吸ができなければ、神経細胞に栄養を運搬したり、物質代謝をおこなう脳脊髄液の流れが悪くなります。

つまり肋骨が上がって広がっているということは、美容の面からも健康の面からも、かなり気をつけなくてはいけない状態になっているといえるのです。

肋骨の上がり広がりを治すには、吐ききる呼吸の練習をします。

第2章の「肋骨のセルフチェック」で変位を確認した人
呼吸が浅くなってしまう人
握り手が強く、肋骨が上がっている人
上半身や顔がむくんでいる人
ぜん息の人や、咳が出やすい人

以上の人は、吐ききる呼吸の練習をすることで、肋骨の位置を正しく整えることができます。

人によって、左右どちらの肋骨が上がっているかは異なります。

右の肺は交感神経、左の肺は副交感神経に関与しています。

【吐ききる呼吸の練習】

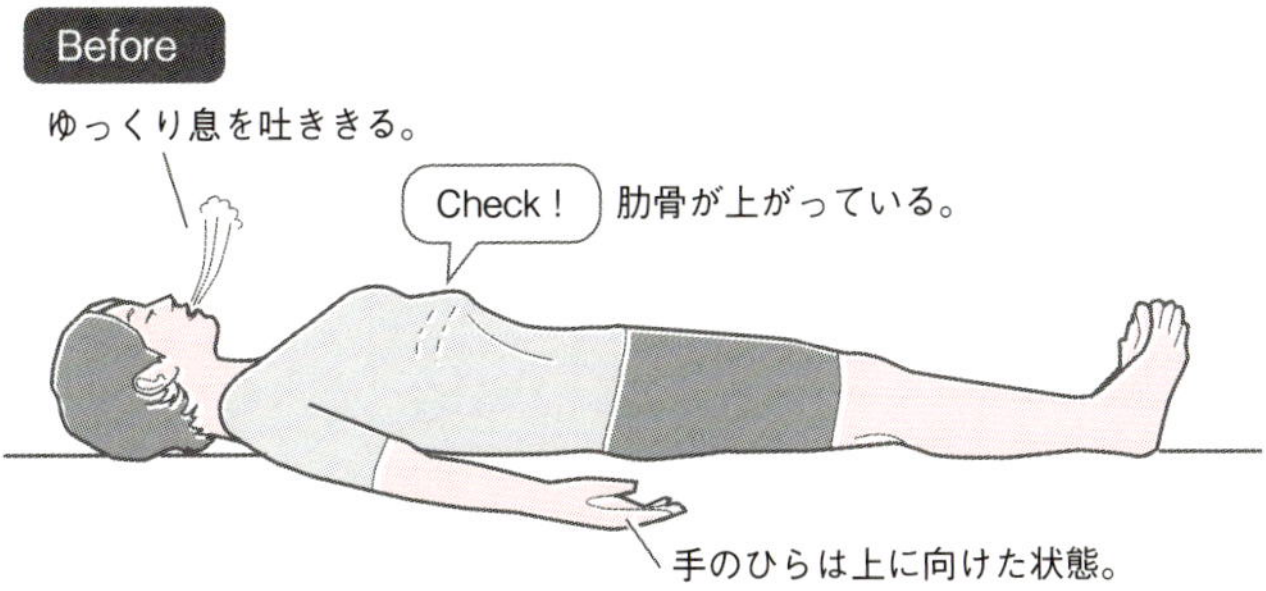
Before
ゆっくり息を吐ききる。
Check！
肋骨が上がっている。
手のひらは上に向けた状態。

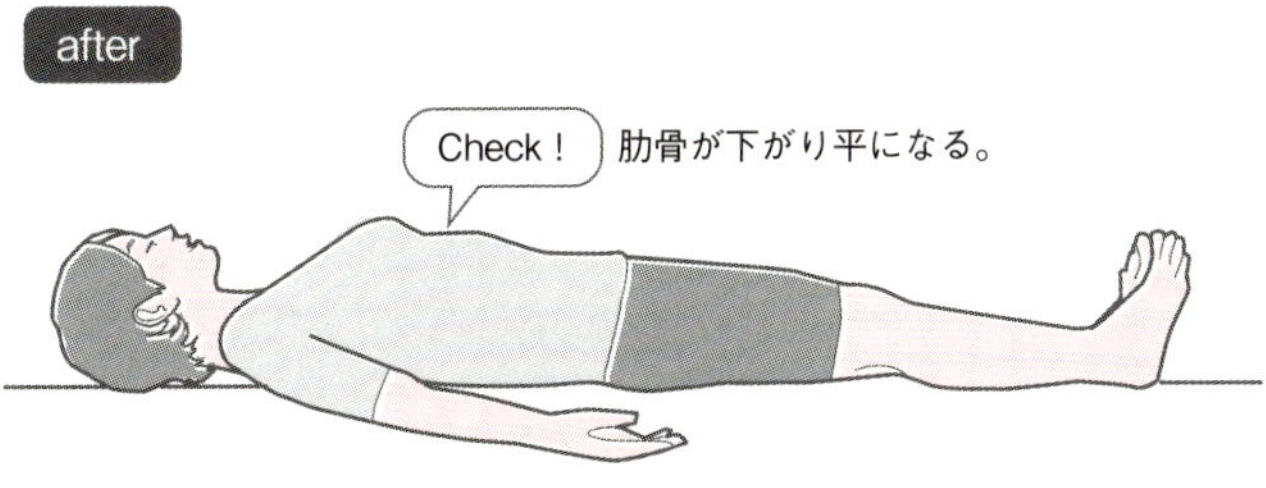
after
Check！
肋骨が下がり平になる。

左右どちらか上がっている側を意識して吐くと、自律神経のバランスの改善にも役立つでしょう。

吐ききる呼吸の練習は、仰向けに寝ておこないます。

❶まず寝た状態で、手で触って左右の肋骨の状態を確認します。できれば鏡に映して、胸の下の肋骨のでっぱりがどれくらい出ているか見ておいてください。確認したら、手のひらは上に向けて肩を床につけます。

❷息をハーッと吐いて、吐いて、吐いて、吐ききります。苦しくなったら咳をするようにハッ、ハッ、ハッと吐いて、「もうこれ以上吐けない!」ところまで吐いてください。限界まで吐いたらストップ。息を止め、脇腹の痛い感覚をつかんでください。その痛みを消さないように、肋骨を動かさない意識だけもって、吸うことは意識しないでください。苦しいので自然に息を吸います。この時点で肋骨は下がって締まっています。

❸うまく吸えなければ少しずつ空気を入れて、おへその指3本下の丹田を意識する

だけでもかまいません。ここを意識して呼吸をすると〝気〟がすっと落ちて、イライラがなくなります。

❹吐いて、吐いて、吐ききって肋骨を動かさないで吸う呼吸をゆっくり3、4回繰り返したのち、肋骨を手で触ってみてください。でっぱりがなくなって、左右の位置がほぼ同じになっているはずです。また、ウエストが締まって、女性はバストの位置が上がります。

なお、呼吸の練習が終わって、仰向けの状態から起き上がるときは必ず、丹田にフッと力を入れて起き上がってください。

そのとき背骨の左右どちらも、均等に力を入れて起き上がるクセをつけるのも大事なことです。

正しい呼吸は、吸うよりも吐ききることが重要なポイントです。

とにかく吐いて、吐いて、吐ききること。そして肋骨を動かさない呼吸。このコツがつかめれば肋骨がグッと締まって下がり、おのずと正しく深い呼吸ができるようになります。

また、吐くと副交感神経、吸うと交感神経が活性化します。

普段の生活を送っていると、悪い動作、ネガティブな感情によってどうしても肋骨は上がってきます。

手で触ったり鏡で見て、肋骨が上がって広がっていないか常に確認をしましょう。

正しく立ち上がる練習

膝・股関節・腰の痛みが出ない体になる

●正しい膝の位置を脳に覚え込ませよう

膝、股関節、腰の痛みをつくる最も大きな原因となるのは、立ったり座ったりする動作です。

なかでも第3章で述べた、**膝を中に入れて、内側に重心をかけて立ち上がる動作**は、膝関節、股関節、骨盤のねじれをつくり全身のゆがみにつながります。

たとえば足を前に伸ばして、床に座っているとします。この姿勢から「立ち上がってください」と言ったら、おそらく10人のうち10人が、両膝もしくは片方の膝を中にグッと入れ込んで立ち上がるはずです。

両膝ともまっすぐ正面に向けて、正しく立ち上がる人はほとんどいないと思います。

現在は畳の部屋が少なくなっていますし、マンション住まいの人などは1日中床に座ることはないかもしれません。

しかし、これは回数の問題ではなく、床に座って立ち上がるときにこういう動作をするということは、椅子から立ち上がるときも、歩くときも同じクセが出ています。ですから、床に座って立ち上がってもらうと、その人の足の状態がいちばんよくわかるのです。

正しく立ち上がる練習は、すべての人にやってほしいと思います。

これをしっかりマスターすれば、立っているときも歩いているときも、膝頭と足先をまっすぐ前に向ける感覚を脳が覚えます。

それによって下肢部のゆがみがとれて、膝、股関節、腰の痛みを改善することも、予防することもできるのです。

さあ、それではひとつひとつの動きに気をつけてやってみましょう。

❶足を投げ出した姿勢から、足首を屈曲せず伸ばして正座します。

❷膝で立ちます。膝立ちをすると、つま先を立てるクセがある人は立てないように、足の甲が床につくように必ずまっすぐに伸ばしてください。親指同士がくっつきます。

❸ここの動きが重要です。片方のつま先をまっすぐピンと伸ばしたまま足の甲を、床をすーっと滑らせるように前にもっていきます。立てた足の踵が膝につく位置で、膝頭が中に傾きそうになったら、正面を向くように手で支えてもかまいませ

ん。膝頭をギュッと押さえるのは避けて、両手で挟んで支えてください。人によって、片方の膝頭が外側を向く人もいます。いずれにしても、膝頭が正面のラインからブレないように。

❹もう片方の足も、3と同じ要領で前にもっていきます。

❺立ち上がったときに、足先が正面を向いていればOK。内側または外側を向いていたら、つま先をまっすぐに滑らせていなかったということです。

最初は鏡を見ながらやってください。

自分の膝がいかに傾いて、ねじれた状態で立ち上がろうとしているかよくわかるはずです。

また、多くの人は右足と左足のクセが違いますので、どちらの足でも膝が倒れずまっすぐ立てるように練習しましょう。

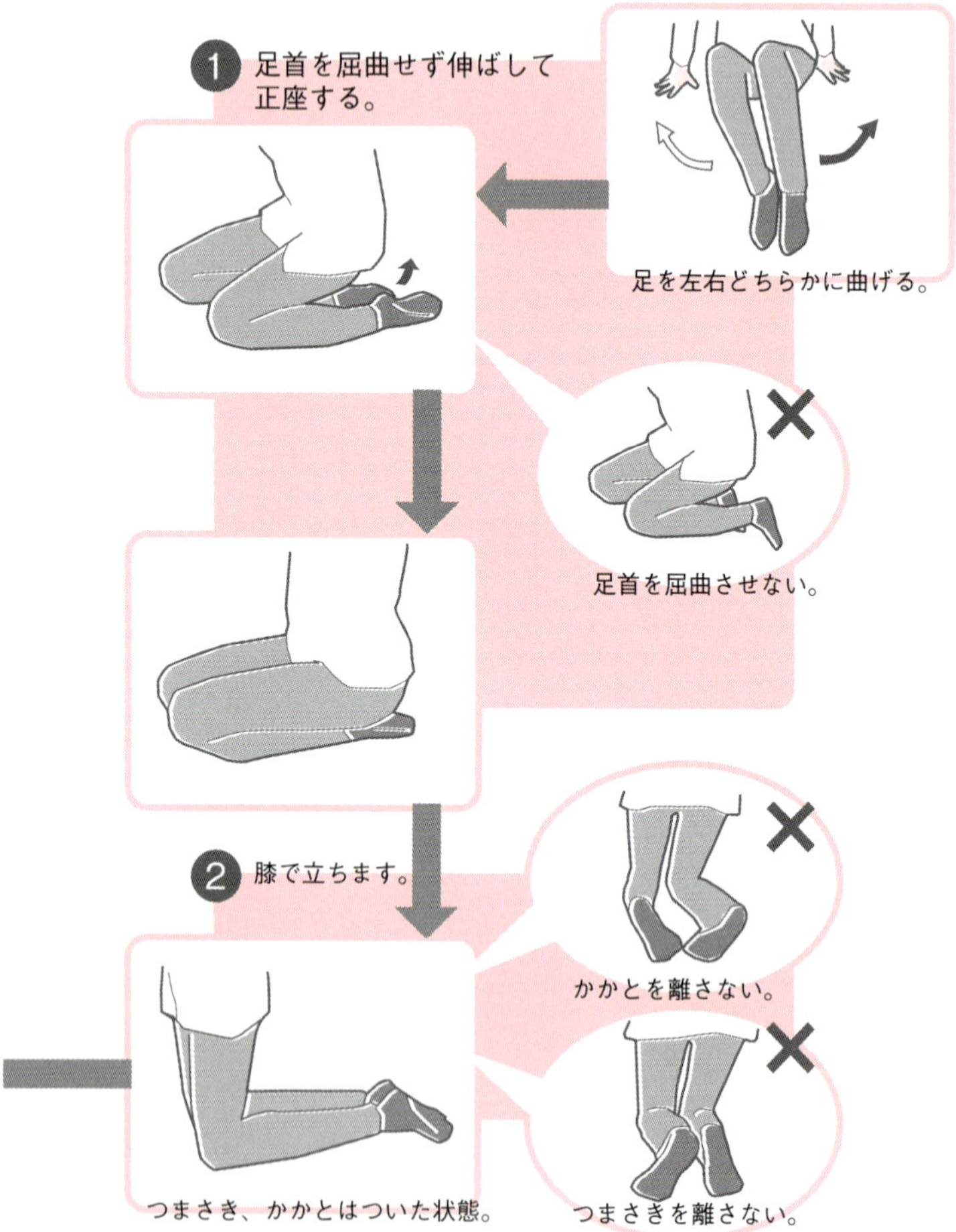

1 足首を屈曲せず伸ばして
正座する。
足を左右どちらかに曲げる。
足首を屈曲させない。
2 膝で立ちます。
かかとを離さない。
つまさき、かかとはついた状態。
つまさきを離さない。

【正しく立ち上がる練習】

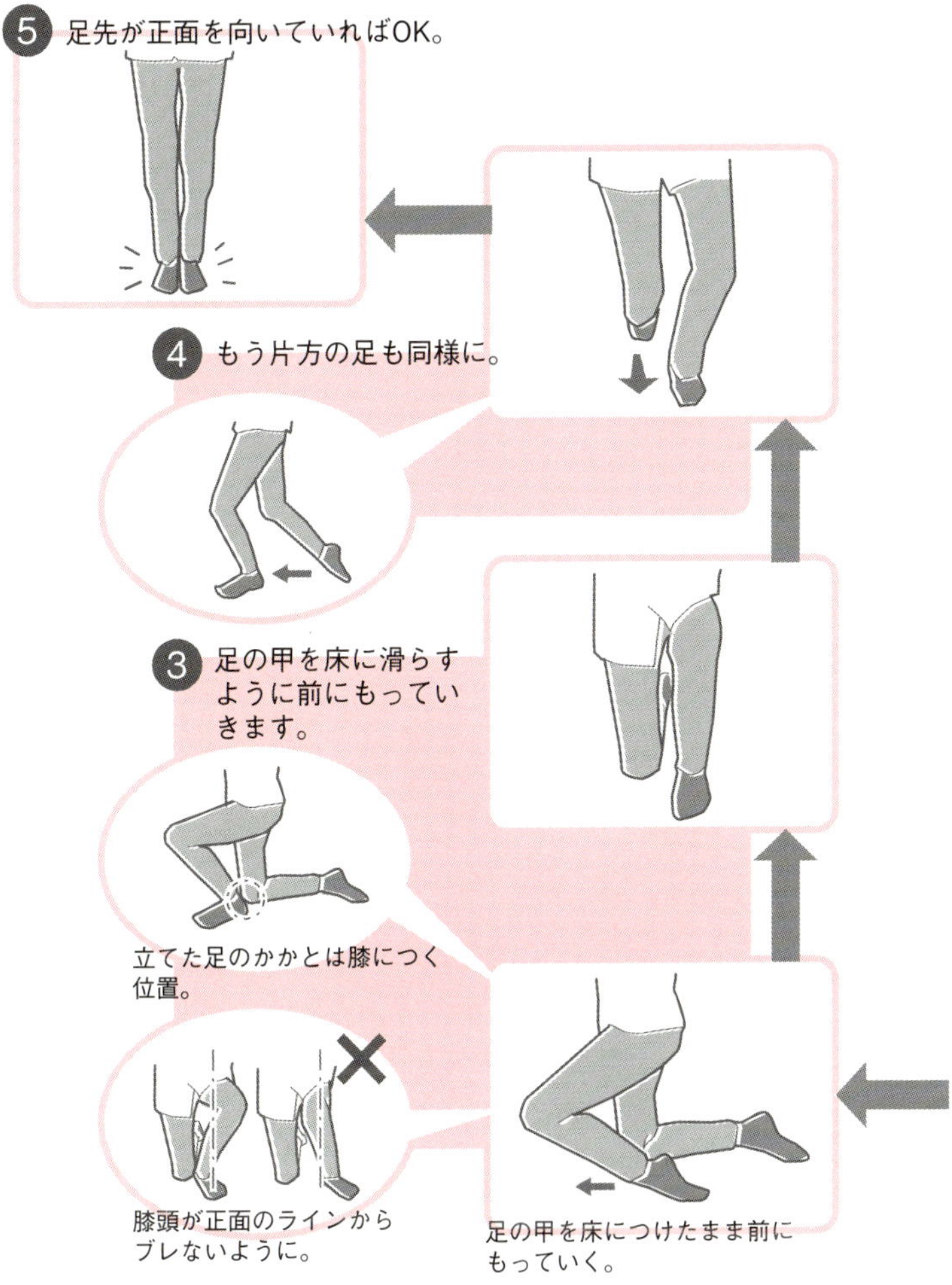

5 足先が正面を向いていればOK。
4 もう片方の足も同様に。
3 足の甲を床に滑らすように前にもっていきます。
立てた足のかかとは膝につく位置。
膝頭が正面のラインからブレないように。
足の甲を床につけたまま前にもっていく。

●さらに取り入れてほしい2つのゆがみ予防策

次に「クロス立ち・クロス座り」と「足首のストレッチ」もご紹介します。

本当は先の方法で立っていただきたいのですが、クセはなかなかとれないものです。ついつい急ぐときは、とくに悪いクセが出ます。

決してこの立ち方が良いのではありませんが、そんなときはクロス立ち・クロス座りをクセにしてください。体重をググッとかけて膝を入れ込む人は、少なくとも膝痛の予防になります。

瞬間的にパッと**膝を中に入れて、なおかつ足裏の内側で床を蹴るようにして立つ**人がよくいます。これがクセになっていると、骨盤が上がって腰痛が出ます。

この立ち方をする人に多く見受けられるのは、座るときの〝トンビ座り〟。

立ち上がるときにパッと膝を寄せて、内側で蹴って立つ子どものほとんどは、床に座ったときにトンビ座りをしています。

これを矯正するには、**足首からつま先までお尻にぴったりつけてストレッチをします。**

【クロス立ち・クロス座り】

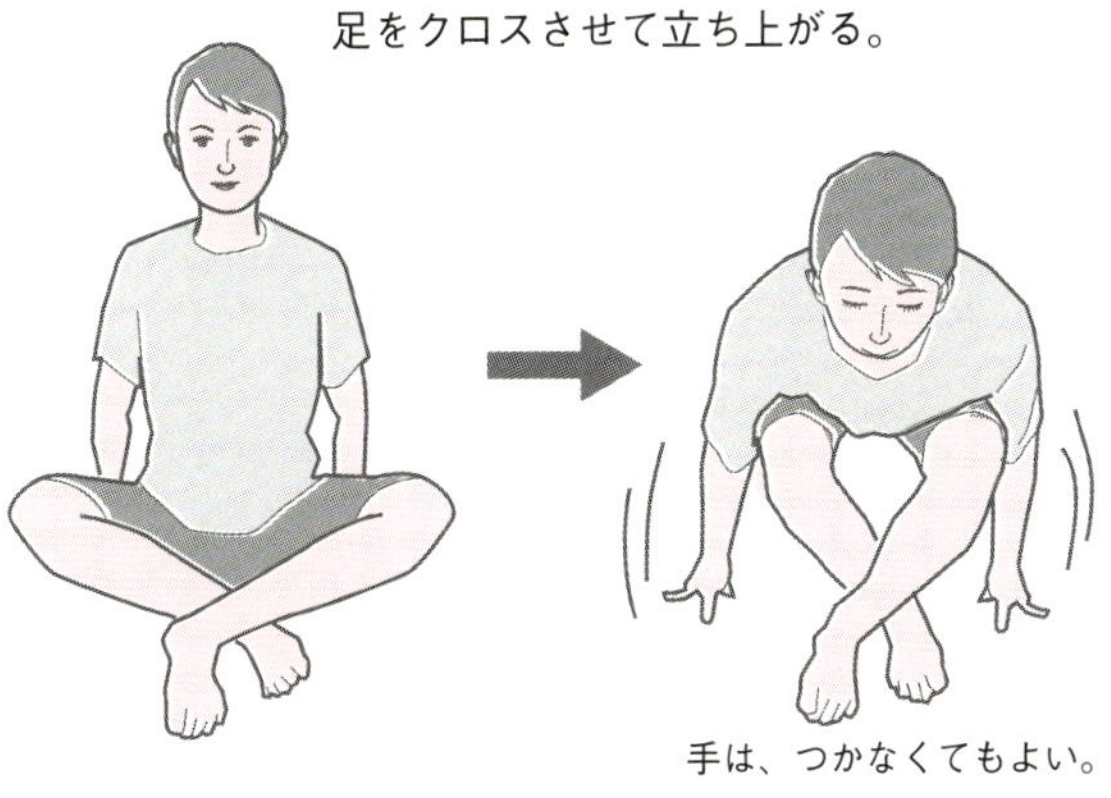
足をクロスさせて立ち上がる。
手は、つかなくてもよい。

【足首のストレッチ】

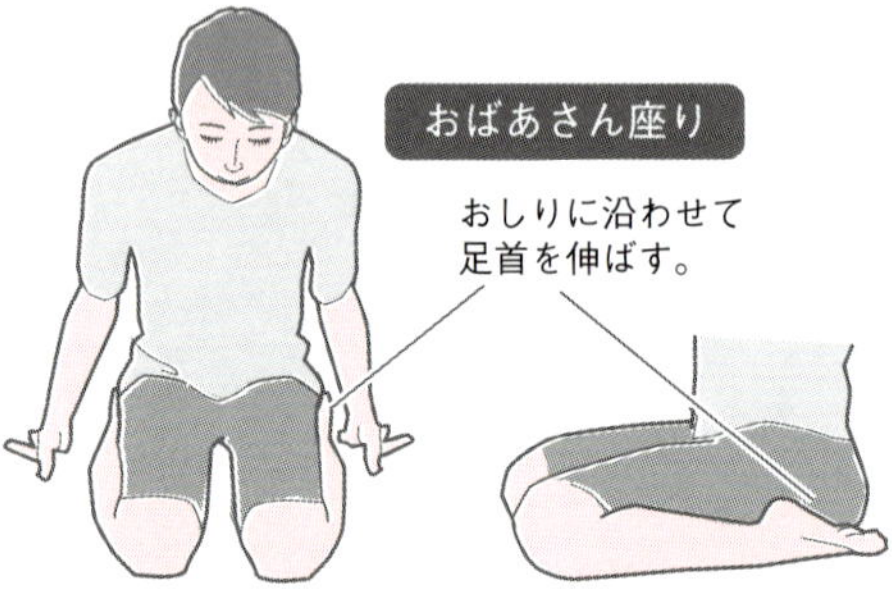
おばあさん座り
おしりに沿わせて
足首を伸ばす。

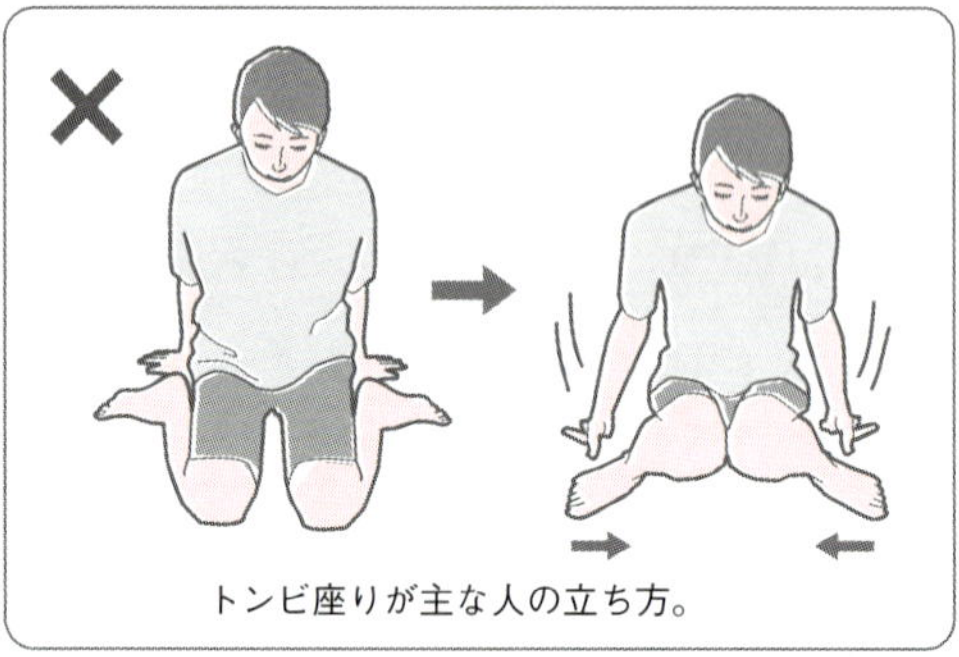
×
トンビ座りが主な人の立ち方。

〝おばあさん座り〟をするなら正座のままから、お尻を落とした形で足をお尻にそえてストレッチしてください。

たぶんトンビ座りがクセになっている人は、正座からお尻が落ちないくらい、足首が痛いと思います。

足首が間違った方向に固まっているのです。

それでも毎日やっていると、やがてお尻が落ちるようになります。

また、もうひとつ下半身のセルフケアを付け加えると、右もしくは左に腰痛を抱えている人、あるいは座ったときに右左体重の重心がはっきりしている人は、痛い側または重心側の足を組み、組んだ方向に体をねじってください（次ページ参照）。

軽い腰の痛みならこれで回復してきます。

さて、ここまで手・肋骨・足のゆがみを治す方法をご紹介しました。

これらは上半身と下半身の矯正をするためのベーシックなセルフケア法です。手・肋骨・足のケアがきちんとできれば、全身のゆがみはかなり改善されます。

【下半身のセルフケア】

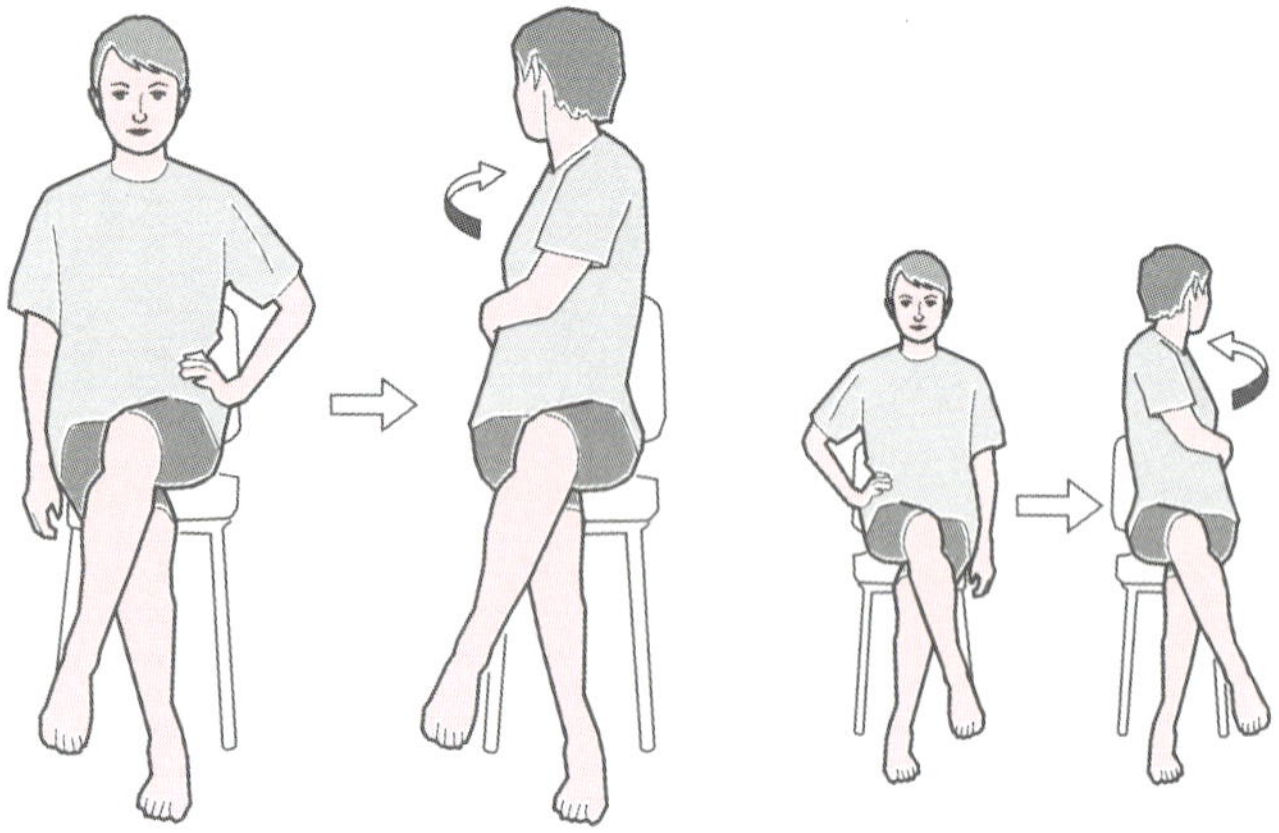

この3つの方法を毎日の習慣にしたうえで、これからお教えする方法を、自分の体の状態に合わせておこなってください。

正しい座り方

足も上体もゆがまない座り姿勢を覚えよう

電車の中や職場であなたはどんな座り方をしていますか？

何度もいうように、私たちの生活の動作は、立っているか座っているかどちらかです。正しい座り方を知って、体がゆがまない姿勢を自分のものにしましょう。

❶座るときの膝はぴったりつけずに、腰幅をキープするのが第一のポイントです。椅子のへりに手を置いて、握りこぶし1個分空けるとちょうど腰幅になります。そのまま膝裏を椅子のへりにしっかりつけ、お尻を突き出して深く座ります。このときグッと前かがみの姿勢になり、恥骨を椅子に押し付けるように座るのが

第二のポイントです。

❷両手のひらを外に向けて、息を吐きながら上体をゆっくり起こします。起こしきる前に、両肩をグーーッと持ち上げ、脇を締めて肩甲骨と肩甲骨をグッと寄せ、もう一度吐きながら上体を起こしてお腹を引っ込めます。

❸頭のてっぺんから糸で天井に吊られているイメージで顎を引きます。

❹手を膝の上に置き、さらに出ているお腹（人によって、胃のところかお腹のところ）を引っ込めて、ゆっくり肩を下ろします。肩甲骨を寄せる力は抜きません。

❺肩を下ろすと、腰の強いS字カーブがとれて自然な湾曲になり、キレイな正しい座り姿勢になります。

短いスカートを履いているときに、もし腰幅で座るのが気になるなら、足を前後にずらすといいでしょう。

スカートの女性はよく、座っているときに膝だけぴたっとつけて足先を内股にしたり、あるいは足先を揃えて膝下を斜めにしたりしている人がいます。いずれも膝関節や骨盤や足首に負担がかかるのでやめましょう。

【正しい座り方】

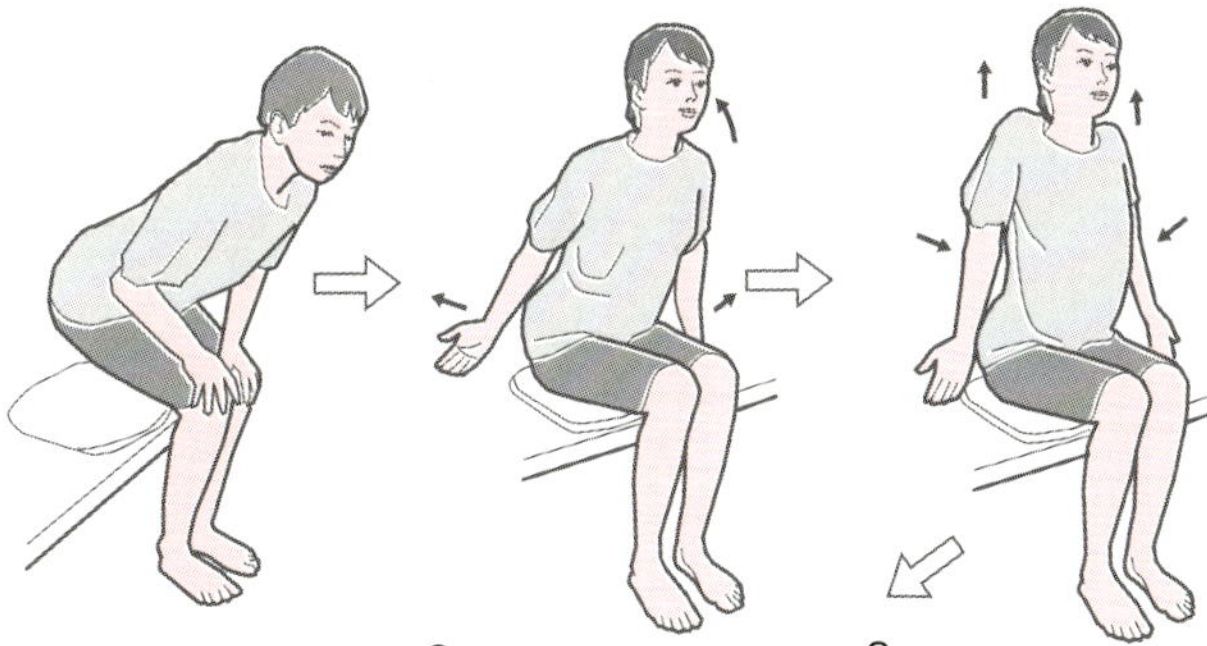

1.
お尻を突き出すようにして前かがみになり、深く座る。

2.
手のひらは外に向け、上体をゆっくりおこす。

3.
肩甲骨をグッと寄せて手で脇を締め、肩をグっと持ち上げる。

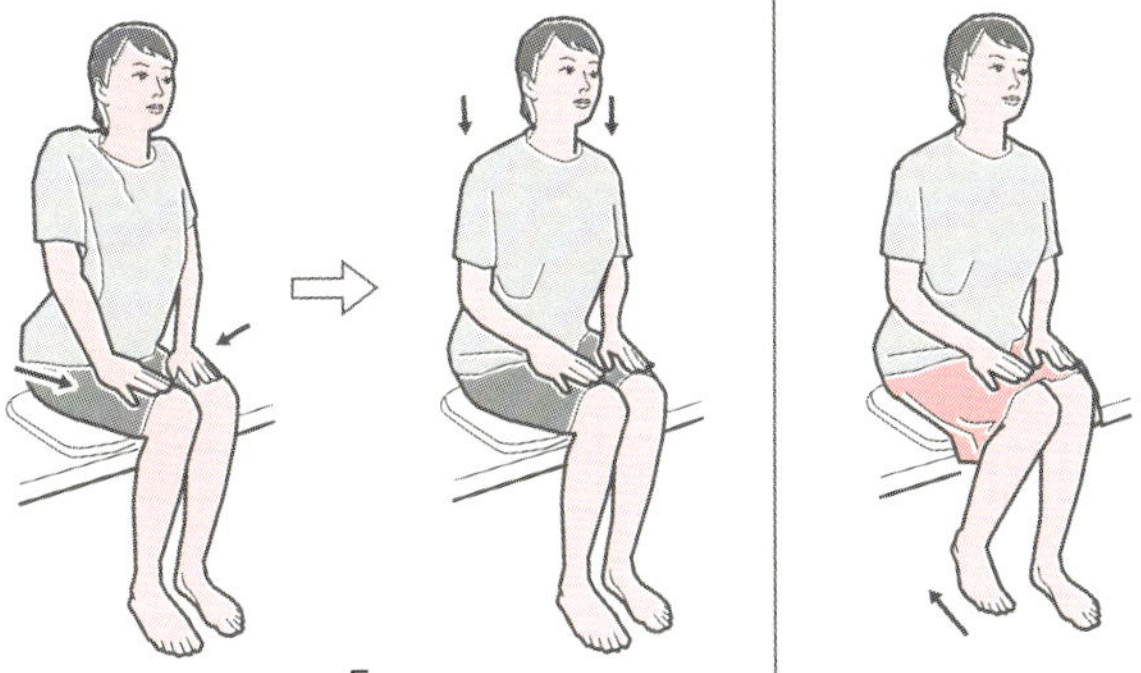

4.
肩を持ち上げたまま、手を膝の上に置く。

5.
息をフーっと吐きながらお腹をひっこめ、肩甲骨を寄せる力はそのままに、ゆっくり肩を下ろす。

スカートをはいている時は、足を前後にずらす。

なお、立ち上がるときは、フッと息を吐いて止めて丹田に力を入れて立ってください。

軽く、膝への負担なく立てることがわかります。椅子から立つたびにこれを習慣づけるだけで、無理のない腹筋のトレーニングになります。

正しい歩き方

膝頭も足先もまっすぐに向けて歩くコツ

膝頭が外で、足先も外に向けて歩く人。膝頭が内で、足先は外を向けて歩く人。膝頭が内で、足先も内を向けて歩く人。どれも下肢から全身のゆがみをつくります。

正しい歩き方は、膝頭も足先もまっすぐ正面に向けて歩くということに尽きます。

その際のポイントは4つです。

【正しい歩き方】

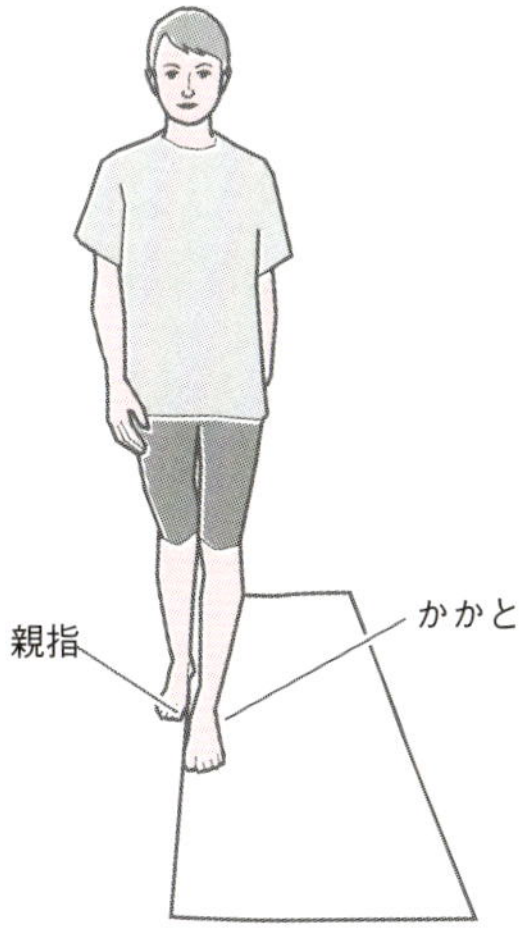
親指
かかと

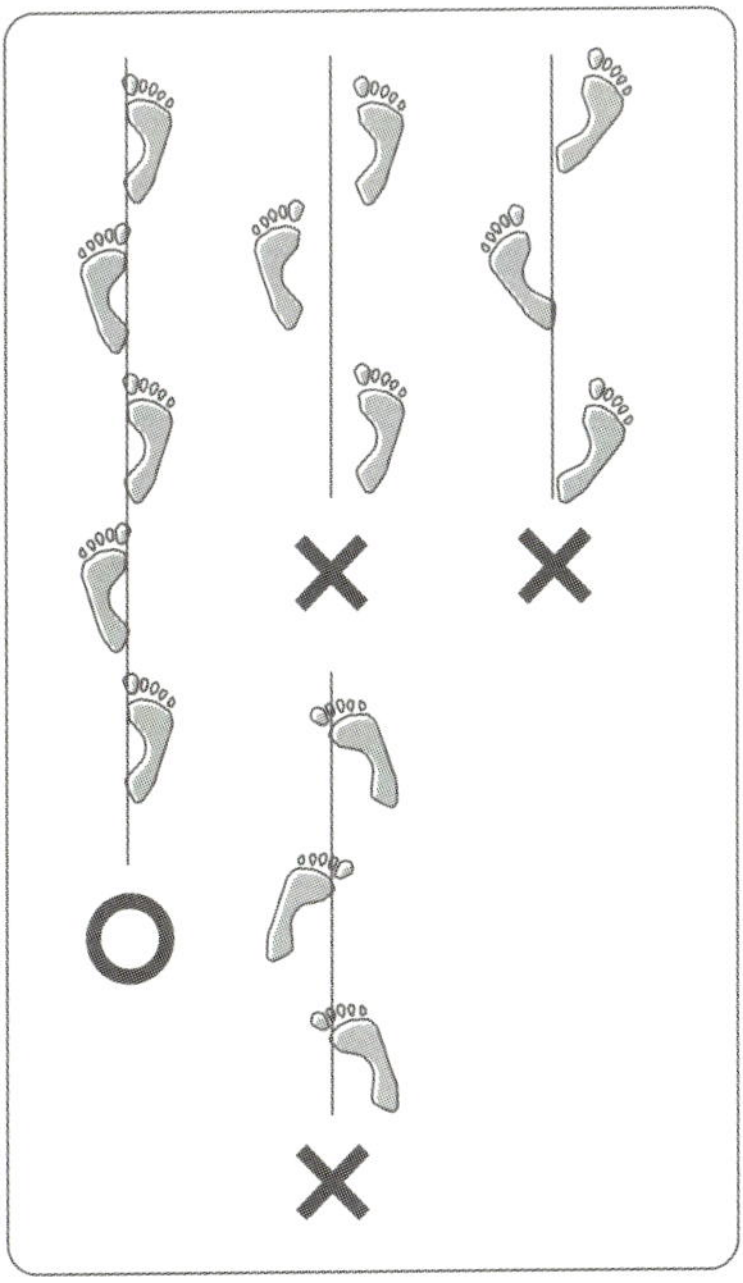

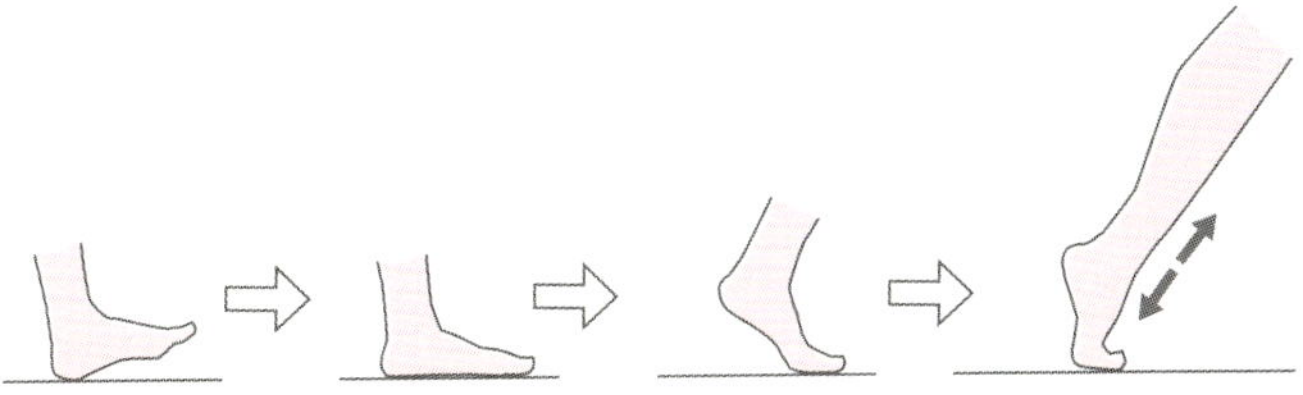
かかとが接地
足首の前側を伸ばす。

❶1本のラインに踵と親指が乗るように歩く
❷足幅が広がらないように歩く
❸足首の前をしっかり伸ばして、釘抜きの要領で歩く
❹足先はまっすぐ正面を向けて歩く

私たちは足を上げて歩いていると思っていますが、それはロボットの歩き方で、足を上げているわけではないのです。

1本のラインの上を「踵と親指、踵と親指」と意識して歩くのは、膝頭と足先をまっすぐにして歩くコツです。
踵と親指が両側のラインからずれなければ、膝頭も足先も正面を向くからです。これは、舗道の石畳や道路のラインを利用して練習するといいでしょう。
そして、足首の前を伸ばすのも、正しい歩行を維持するためのポイントです。

歩行時の足には、①踵が接地したときの衝撃吸収機能、②足が地面に完全についたときの安定させる機能、③地面を蹴り出すときの中足骨（足の甲）骨頭部のてこの働

きによる推進させる機能と、３つの機能があります。

ダック歩き（足首を伸ばさない歩き方）のように肩をゆすって歩いている方々を見かけますが、高齢になると足首の前が伸ばせなくなり、③の釘抜きの要領で蹴り出すことができなくなります。

年をとって歩けなくなったり、けつまずいたりするというのはそういうことです。

アキレス腱伸ばしは、みなさんやりますが、甲側のストレッチはあまりやりません。

したがって若いうちから、足首の前もしっかり伸ばしきって歩くことを心がけましょう。

タオル体操

肋骨が締まって腕と脇腹のたるみも消える

肋骨が上がっている人、広がっている人にぜひおすすめしたいのがタオル体操です。

上がった肋骨は、猫背やむくみをつくり、それによって二の腕や脇腹がたぷたぷになったり、肩こり、首のこりといった体の症状が出てきます。

タオル体操はそんな諸々の悩みの解消に、タオル1本あればできる簡単な体操です。

❶両足を腰幅に開いて立ち、足先は正面に向けます。タオルを肩幅に持ち、耳より後ろで伸びをするように持ち上げます。肩幅がきつい場合は、少し広げてもかまいません。なお、タオルの握り手は、親指を握り込まないでください。

❷お腹を引っ込めて、顎を引き、タオルが頭や背中につかないように腕を下ろしていきます。腕を下ろすときに、肘が脇より前に出てはいけません。タオルが刃物だと思って、後頭部を削がないようにがんばって下ろしてください。

❸腕と脇がギュッとついて、脇を締めきるまで腕を下ろします。肋骨が広がっている人は、腕と脇がくっつくまでいかないかもしれません。でも、毎日続けるとつくようになりますので、肩甲骨と肩甲骨を寄せてできる限り締めてください。

❹締めきったら、緊張を解かずにタオルを持ち上げて❶の姿勢に戻ります。このと

きもお腹を引っ込め、顎を引きます。肘が前に出ないように、タオルが背中や頭につかないように持ち上げましょう。❶の姿勢に戻ったら、腕は耳の後ろの位置をキープします。

この体操は鏡を見ながらやってください。

左右の腕の筋肉のバランスが顕著に違っていたり、肋骨の位置が左右アンバランスであったり、手の骨のズレからくる上半身のゆがみがあると、まっすぐにタオルを上げ下ろしできません。

両腕がバランスよく対称に上げ下げできているか、鏡でチェックしてください。

目安は**3回で1クール、1日1クールでOKです。**

むやみと何回もおこなう必要はありません。やってみれば実感されると思いますが、1回だけでも、腕、肩、背中、脇腹にビリビリ効くからです。

体操をした直後、鏡で横から立ち姿勢を見ると、背筋がすっと伸びているのがわかります。また、腕と脇腹が締まって、肩こりも一気に解消します。肋骨の上がりや広

【タオル体操】

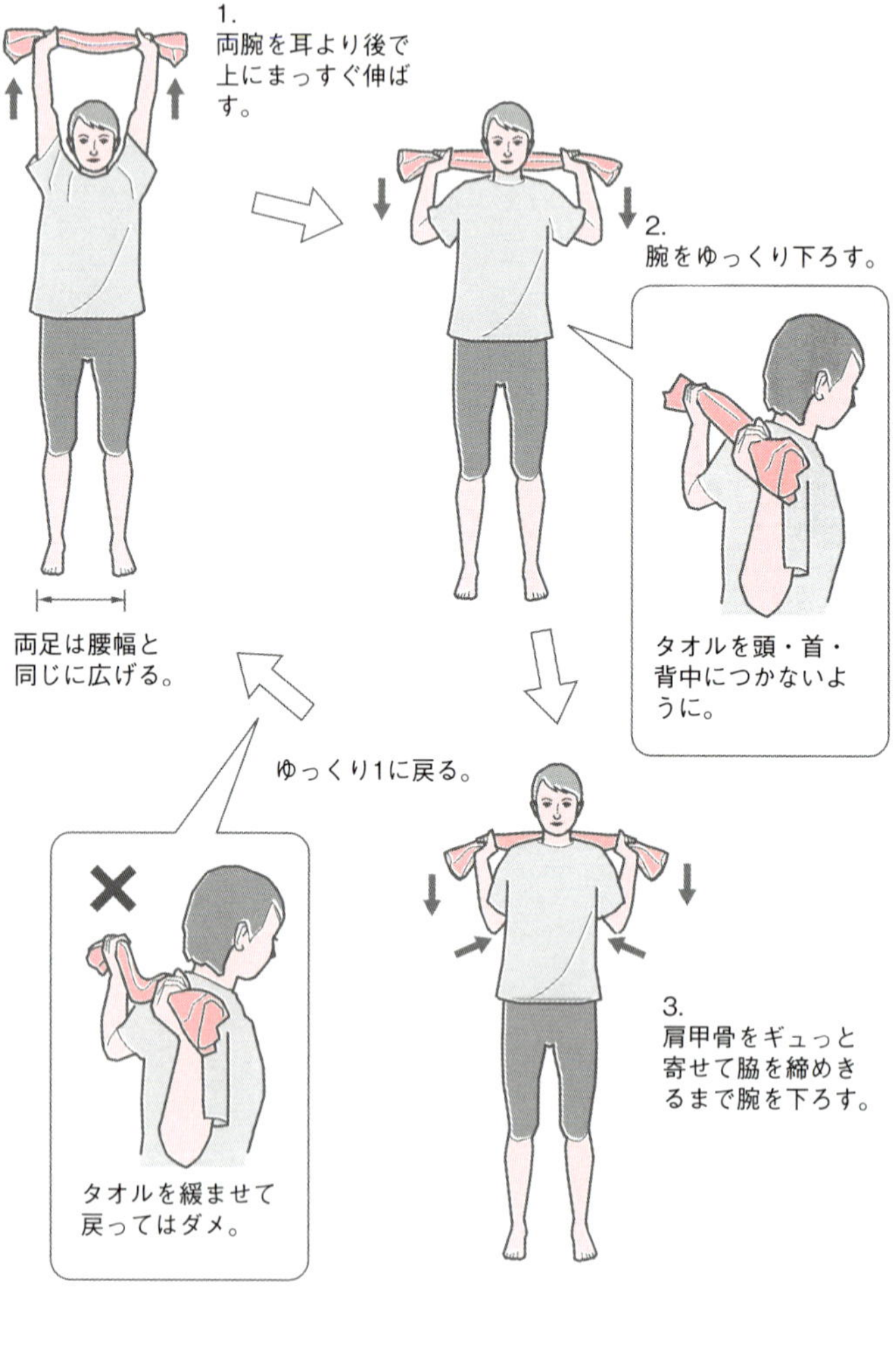
1.
両腕を耳より後で
上にまっすぐ伸ば
す。
両足は腰幅と
同じに広げる。
2.
腕をゆっくり下ろす。
タオルを頭・首・
背中につかないよ
うに。
3.
肩甲骨をギュっと
寄せて脇を締めき
るまで腕を下ろす。
ゆっくり1に戻る。
×
タオルを緩ませて
戻ってはダメ。

【寝たまま腕を伸ばして肋骨を締める方法】

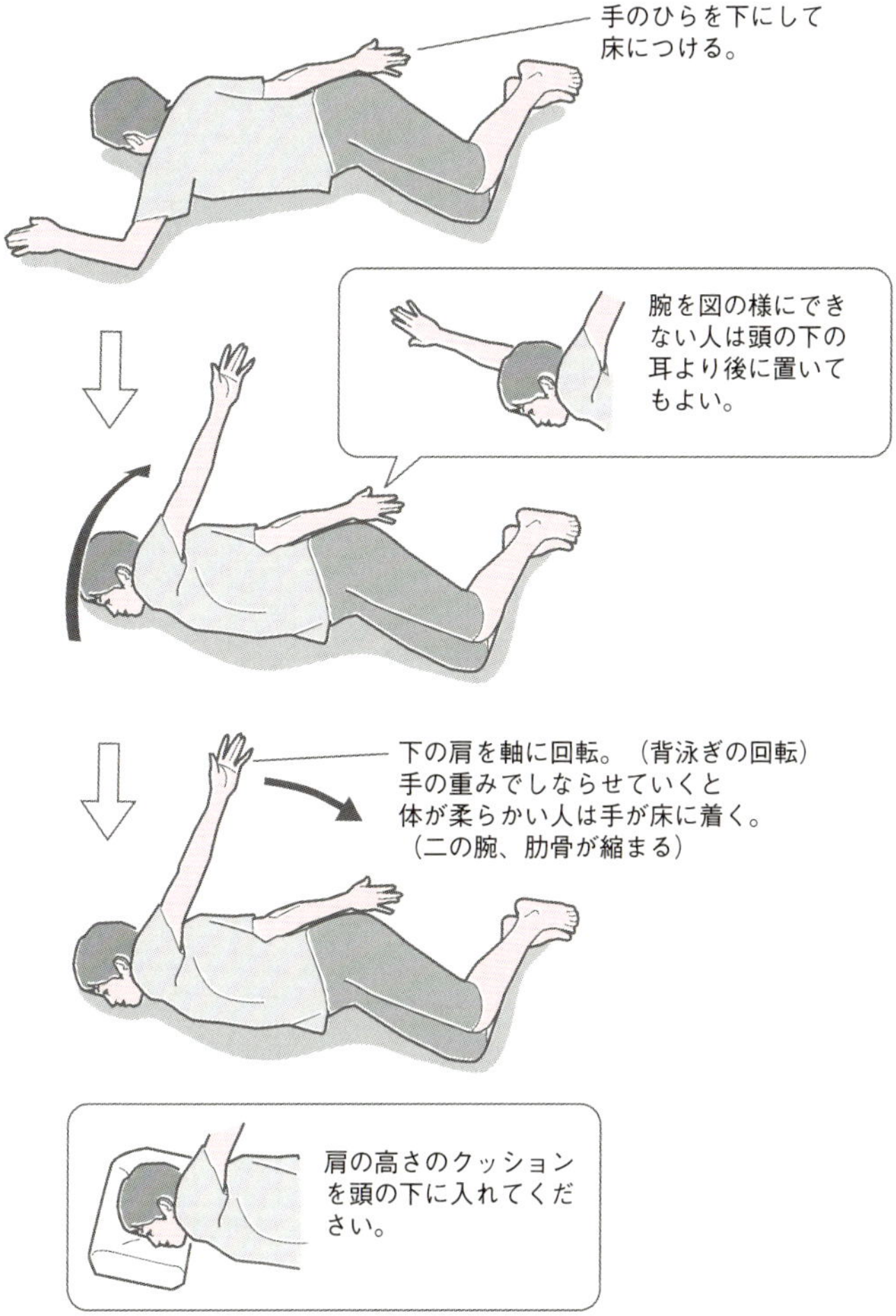
手のひらを下にして
床につける。
腕を図の様にでき
ない人は頭の下の
耳より後に置いて
もよい。
下の肩を軸に回転。（背泳ぎの回転）
手の重みでしならせていくと
体が柔らかい人は手が床に着く。
（二の腕、肋骨が縮まる）
肩の高さのクッション
を頭の下に入れてくだ
さい。

がりが大きい人は、**吐ききる呼吸の練習とあわせておこなうとより効果的です。**

わざわざ何かをするのが面倒臭いという人は、寝っ転がって肩と腕を広げ、腕の重みでしならせて肋骨を締める方法があります。

これは二の腕も引き締めますので、横になってテレビを観ながらやってみてください。

ティッシュ箱体操

膝の痛みに必須、O脚、X脚にも効く万能体操

何気なく立つとき、歩くとき、座るとき、膝頭や足先の方向を意識してバランスのとれた動作を心がけるのが足のゆがみをつくらないための鉄則です。

しかし、自覚せずに間違った動きやクセを直さなければ、やがて痛みが出たり、O脚、X脚といったゆがんだ足の形が定着してしまいます。

膝や股関節の痛み、ガニ股、内股、O脚、X脚、XO脚、どんな足のトラブルにも絶大な効果があるのがティッシュ箱体操です。

まずティッシュの箱を2箱、用意してください。

❶両足の間にティッシュの箱を置いて平行にはさみ、もうひとつの箱も両膝の間にはさみます。上体の姿勢が前かがみになったり、お尻を突き出したりしないように。

❷箱を落とさないように、かつ潰さないように、ゆっくりゆっくり屈伸します。この体操の目的は、膝頭と足先がまっすぐ前を向く感覚と、足の裏の筋肉の使い方を脳に覚え込ませることです。したがって、足の裏を意識してゆっくり膝を曲げてください。

❸屈伸した状態から、落とさないように潰さないように膝を伸ばします。

いかがですか？

【ティッシュ箱体操】

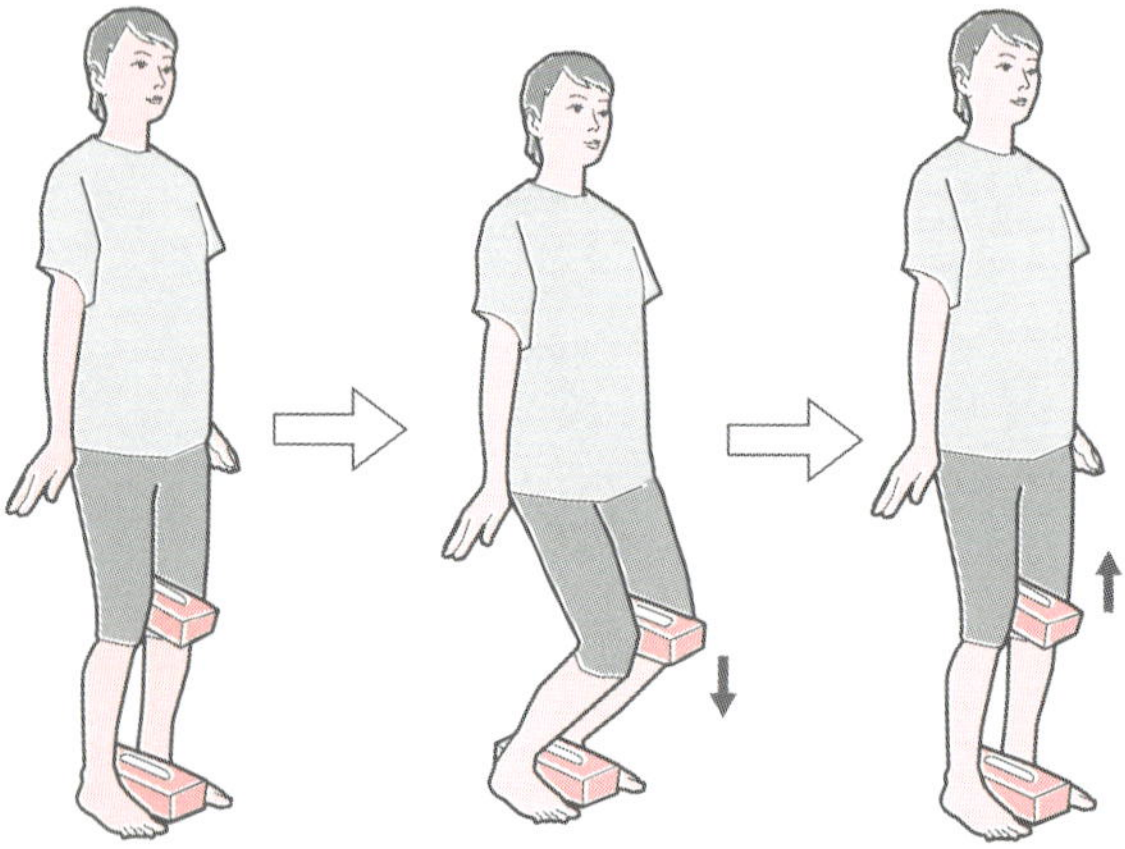

1.
箱を膝と足の間に
箱に沿って平行に
はさむ。

2.
ゆっくり膝を
曲げる。

3.
箱を落とさない様に
潰さない様にゆっくり
りと膝を伸ばす。
膝の正面の位置を頭
と身体で憶え込ませ
る。

曲げるときよりも伸ばすときのほうが自重がかかるので、難しかったのではないでしょうか？

箱を潰してしまった人は、膝を内側に入れる力が強いということです。また、落としてしまった人は、膝が外側に広がっています。

落とさず潰さずできるようになれば、おのずと膝頭の向きは正しい位置になります。

ティッシュ箱体操は、**10回で1クールを毎日続けてください。**

1日10回曲げ伸ばしを続けると、O脚もX脚もかなりの改善が期待できます。

とくに女性に多い内股O脚は、この体操であっという間にキレイな足になります。

もちろん痛みの改善や予防にもおすすめです。

高齢の方によくあるのですが、膝が外に倒れて痛みが出ている場合は、たちまち膝が起きてきます。

私もハイヒールを履いて外出して、「あっ、痛い」というときはティッシュ箱体操をやっています。軽いズレなら、数回で痛みはなくなりますのでお試しあれ。

恥骨を調整する方法、太もも矯正も必要に応じておこなってください。

【恥骨調整法】

恥骨高の人の恥骨を下げる矯正法

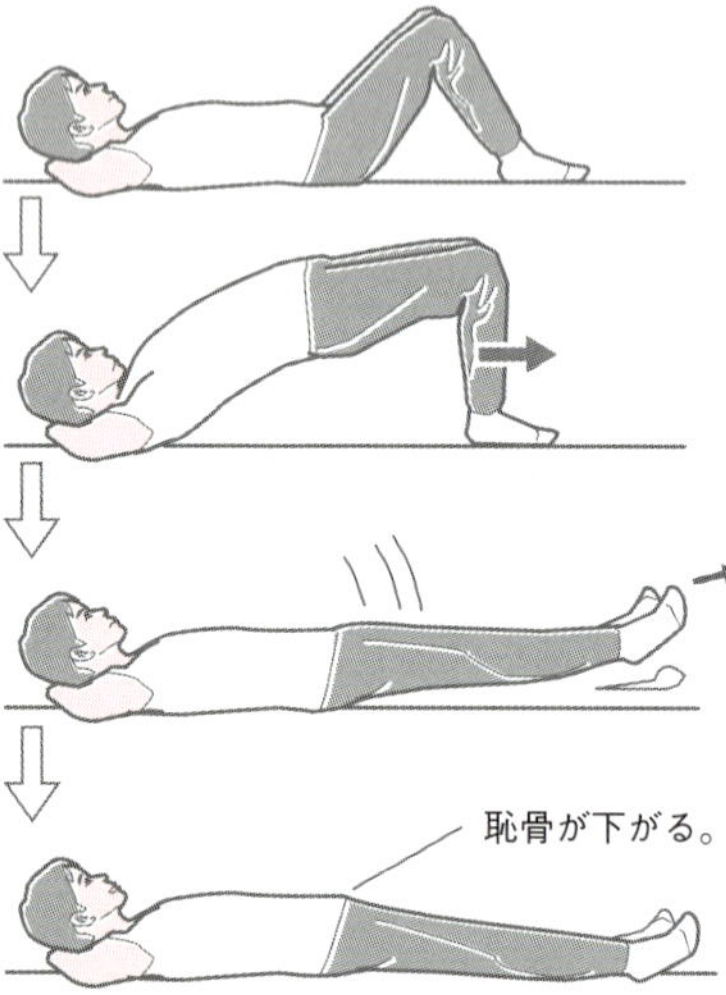

1.
膝を立てて横になる。

2.
他の人に足を払って
もらう。

3.
勢いがついて、腰が
落ちる。

反り腰で、恥骨の低い人の矯正法

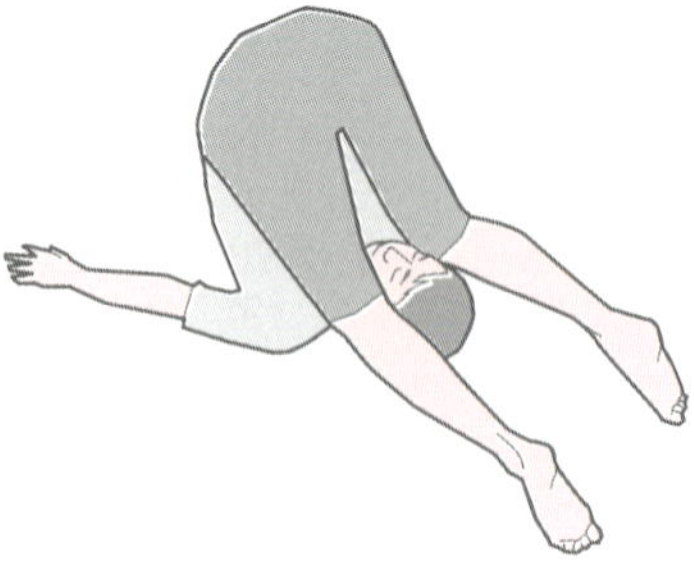

両脚を耳のわきまで持って
いくようにする。
自分の体重の重みで膝が床
に着くまで、しならせる。

【太もも矯正法】

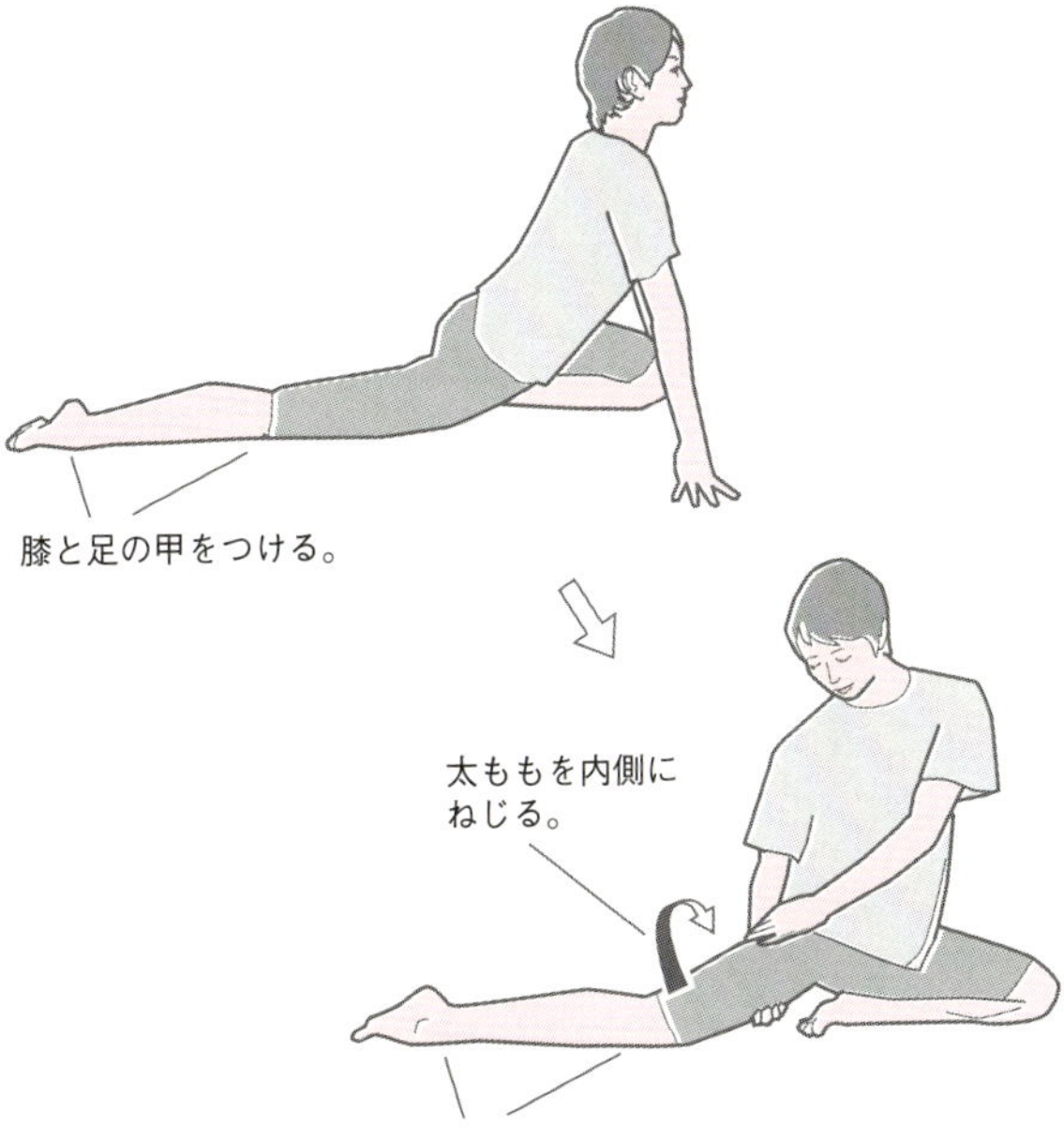
膝と足の甲をつける。
太ももを内側に
ねじる。
膝と足の甲をつけたまま。

上体を起こして、太ももを裏から抱えこみ内側へねじる。
（膝と足の甲は床についたまま）
太もも・股関節の肉が柔らかくなったら、太ももは細くなっている。

第5章

美容にも健康にもいい
日常の
習慣と心グセ

あなたの意識が若々しく健康な体をつくる

東洋医学健康研究所の京都と東京のサロンには、美容、健康のトラブルから全身の疾患まで、さまざまな痛みや悩みを抱えた方がいらっしゃいます。

私は多くの方々の治療をしてきましたが、痛みや悩みをちゃんと解決できるかどうかは、本人の「自分で治そう」という意思にかかっているとつくづく思います。

美容の悩みでも痛みでも病気でも、大半の症例はリ・ジェネセラピーによる骨格の矯正で治すことができます。

しかし、お任せで「さあ、治してください」という方よりも、いろいろ質問をされたりアドバイスを求める方のほうが、治りもその後の経過も良好なのはゆるぎのない事実なのです。

たとえば、同じ腰痛で這うようにしてやってきた方が２人いるとしたら、外的要因でない限り、どうして腰痛になったのか、自分の普段の動作の何がいけないのか、どうすれば間違った動作を直せるのか、自分で考える方は治りも早く、再発はほとんどありません。

ところが、治療をして即座に痛みがなくなったら、それでおしまいという方もいます。

そうした方は案の定、しばらくするとまた「イタタタ」とやってくるのです。

「自分の体は自分で治せる」というのは、みなさんに何度でもお伝えしたいことです。

治療を受けて症状が消えても、そこから１００％の状態までもっていくのは自分の力です。それはどんな名医にも、熟練の治療家にもできないのです。

あるいは、いまは何の痛みも症状もなくても、体はいろいろなサインを送っています。太い足やＯ脚だってそうです。足がＯの形になっているということは、ただ単に足がキレイかどうかの問題ではなく、「いつか痛みが出ますよ」と体が教えてくれているのです。

治療というのは、「自分ではどうしようもなくなった」ときに受けるものです。自分ではどうしようもなくなる前に、できることはいっぱいあります。

それは次から次へと出てくる美容法や健康法やダイエット法に飛びつくのではなく、**普段の生活の中でちょっとしたことに気をつければいいのです。**

もちろん美容法や健康法にも良いものはありますから、自分に合った方法を選ぶといいでしょう。

しかし、もっと基本的な動作や活動で見過ごされていることもあります。

そこで、ここからは私がサロンでいつもお話ししている日常的にやっていただきたいケアや、その考えについて述べましょう。

動作について――

毎日の動作や活動をセルフケアに変えよう

美容や健康のために何らのケアをされている方はたくさんいると思います。

しかし、**特別なことをしなくても、生活の中でセルフケアはいくらでもできます。**

仕事をしているとき、家事をしているとき、電車に乗っているとき、歩いているとき、座っているとき、どんなときでもケアの時間をつくることができるのです。

たとえば第4章でご紹介した「正しい座り方」。

退屈な会議や授業は、座り方の練習をするいいチャンスです。

グッと顎を引いて、脇を締め、肩甲骨を寄せて、肋骨が下がるのを感じながら自然に息を吐けば、腹筋のトレーニングにもなります。

こうして座っていれば、退屈な会議でもいかにも真剣に参加しているように見えて一石二鳥というものです。

それから、**通勤時間中におすすめしたいのは脇が締まる「釣り革の持ち方」**です。

みなさんは通勤電車の中で、釣り革をギュッと握り締めて「仕事、嫌だな」などと思いながら、背中を丸めた姿勢で揺られているのではないでしょうか？

だとしたら、これも健康な体づくりのためのトレーニングの時間に変えてしまいましょう。


釣り革を持つときは、親指は握り込まないで、必ず逆手で持ってください。まずこれが基本です。

この動作だけでも、肩が中に入るのを予防することができます。

そして半歩または一歩前の位置、つまり脇よりも後ろの位置で釣り革を持ちます。

こうすると肩が後ろにグーッと引っ張られ、脇と二の腕が締まります。

女性ならバストアップ効果もあります。とくに仕事などで手を握り込むことが多い利き手のほうで持つと、手首から肩にかけてストレッチがかかるというメリットもあるのです。

【釣り革の持ち方】

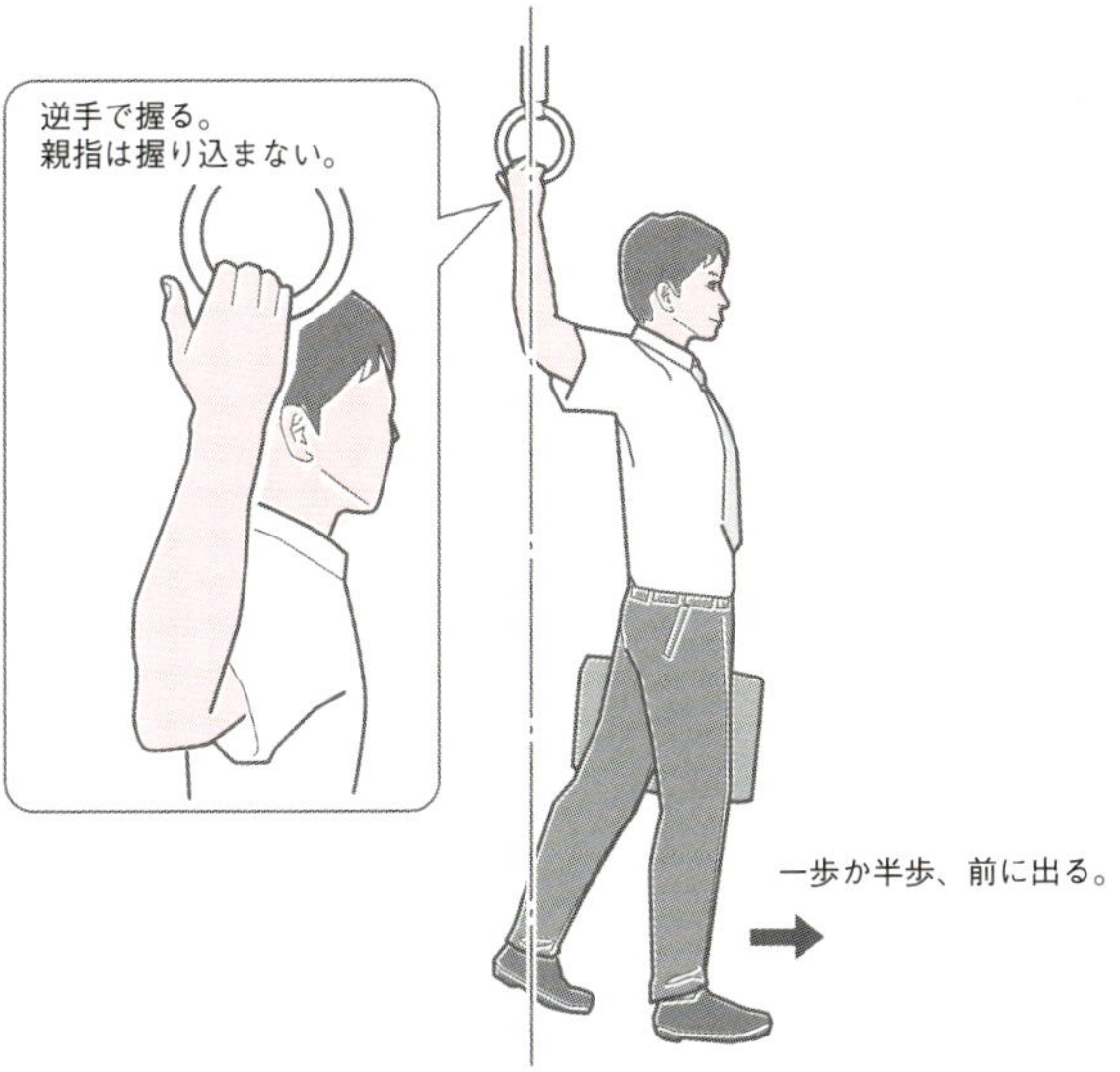
逆手で握る。
親指は握り込まない。
一歩か半歩、前に出る。

満員電車の中では、一歩前のポジションをとるのは難しいかもしれません。

でも、逆手に持って肩を後ろに伸ばすという原則がわかれば、できる範囲でストレッチがかけられます。

体のゆがみは毎日の積み重ねですから、これを日々実践するのと、これまでのように肩を前に出して手を握り込むのとでは大違いです。

そして、もうひとつ**「バッグの持ち方」も注意してください。**

これは男性に多いのですが、重いカバンを持つときに、前かがみの姿勢になっている人をよく見かけます。

また、女性でもスーパーのバッグを持って、猫背になっている人がいます。これが姿勢のクセになると、背中にどんどん丸みがついてしまいます。

バッグの持ち方も、釣り革と基本は一緒です。

半歩か一歩前の位置で、逆手でバッグを持ち上げます。

このときも親指は握り込まないでください。こうするとバッグが脇より後ろにきて、肩がグッと開き、下腹が引っ込みます。

どうせ重いバッグを持つなら、体を痛める持ち方をするより、矯正に利用したほう

【バッグの持ち方】

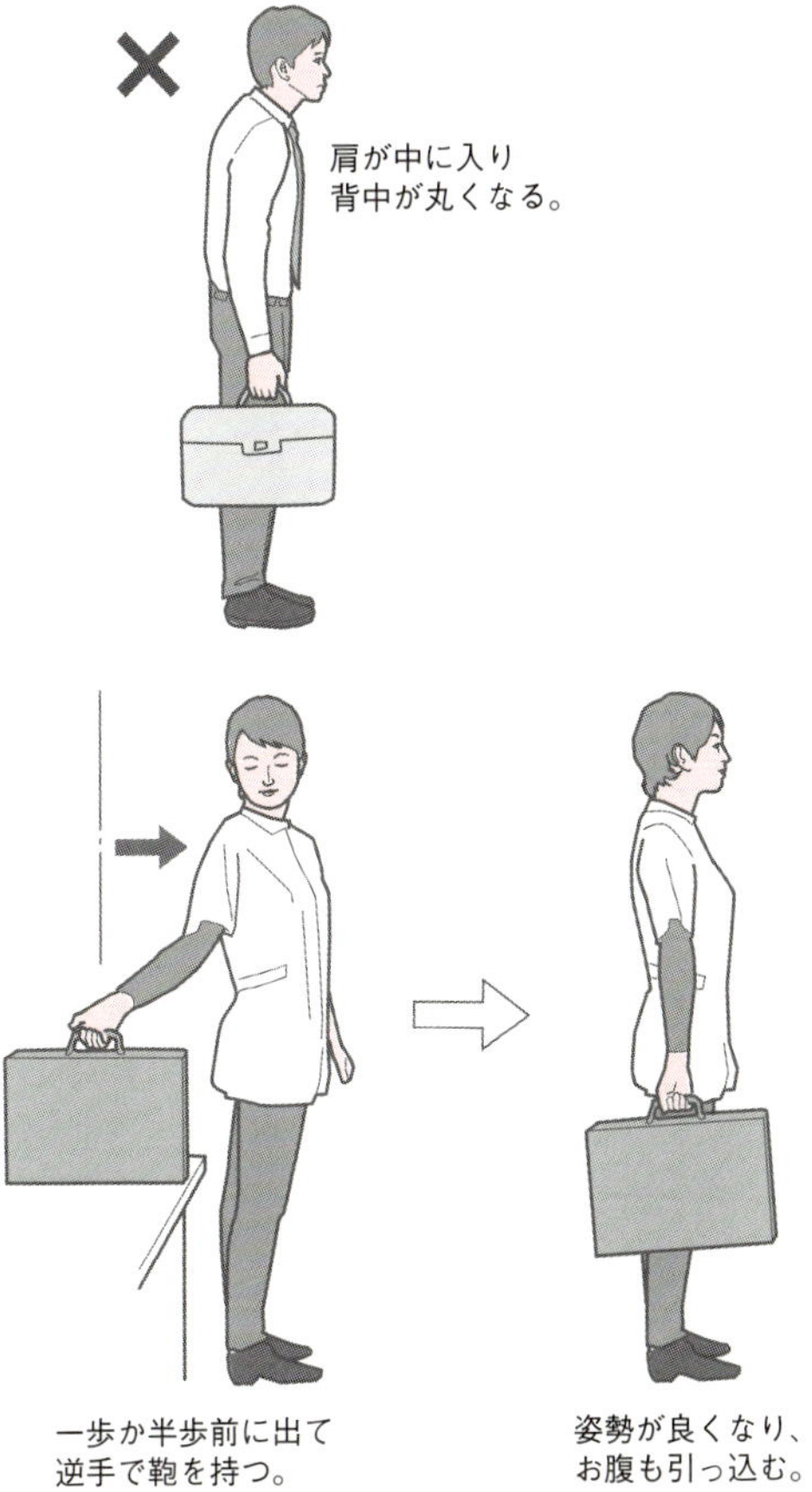
×
肩が中に入り
背中が丸くなる。
一歩か半歩前に出て
逆手で鞄を持つ。
姿勢が良くなり、
お腹も引っ込む。

がずっとおトクです。

トレーニングにわざわざ時間とお金をかけなくても、簡単にできることはいくつもあります。生活の中にあるケアのチャンスを有効に使ってください。

釣り革の持ち方も、バッグの持ち方も、いずれもすでに肩の内側に痛みを感じている方には、簡単にできる矯正法になると思います。

運動について——

運動をするよりも正しく立つ・座る・歩く

運動をすることのデメリットについては先に述べました。過激な運動が骨格のゆがみを大きくするということは、おわかりいただけたかと思います。

「過激な運動はダメですよ」というと、なかには「だったら、ストレッチやヨーガみたいな軽い運動だったらいいいんじゃない?」と考えた方もいらっしゃるかもしれません。

ところが、ストレッチやヨーガ体操もまた人によっては骨格のゆがみにつながります。歯を食いしばり、汗を流すような運動でなければやってもいいというわけでもないのです。

注意しなくてはいけないのは、体が柔らかい人です。

体が柔らかいのはいいことだと、みなさん思いますね？

しかし、体に柔軟性があるということは、骨はどこへでも動くということです。とくにじん帯や腱膜が柔らかいと、ストレッチをすることで骨格はどんどん変化してしまうのです。

たとえば着ぐるみの中身の骨にズレがあると想像してください。

ユルユルの着ぐるみはいくらでも伸ばせますが、中の骨がズレていたら、ズレたまま動いてしまいます。

しかも、伸びるからもっと伸ばそうとすると、ズレはますます悪化して全身がゆがんでいきます。そのようにしてストレッチやヨーガを一生懸命やって骨や関節を痛め、駆け込んでくる人はたくさんいるのです。

また、ストレッチやヨーガでは、その人のもともとのゆがみを増進させるポーズをとることがあります。

たとえば足の外転が強い人が、外側にねじる動作をしたら、さらに足は外にねじれていきます。腰の骨のカーブが強い人が、後ろに反るポーズをすると、もっと反ってしまいます。

しかし、体が柔らかいと無理なポーズができるので、壊れるまで気づかないという結果をまねくのです。

ですから、トレーニングでもエクササイズでもストレッチでも、やるなら**アーユルヴェーダのいうところの「楽しい程度の運動」でとどめておいてください。**

私もスポーツはどちらかというと得意で大好きでした。ですが、美容と健康の学びを重ね、多数の治療の経験を積んだいまは、**「美しく健康になりたかったらできるだけスポーツはしないほうがいい」**と断言します。

多くの人はどうしても、楽しんでやっているつもりのスポーツでもついついがんばり過ぎてしまうからです。

水泳にしてもジョギングにしても、「今日は何キロ泳いだ」とか「休みの日は何キロ走っている」とか自慢したくなります。

繰り返しますが、プロスポーツ選手になるのではないなら「楽しいな」で止めてください。

そして、ちょっとでも違和感や痛みがあったらすぐにやめてください。

普段の立つ、座る、歩く動作で、自然に無理なく体を鍛えることができます。

私はそれこそが若々しく美しく健康であるための、最善の方策だと考えます。

靴について――

足のゆがみをつくらない靴選びのポイント

体のゆがみと健康の関係については知られてきましたが、ゆがみを予防するために靴の選び方が重要であることはまだあまり周知されていないようです。

足は体の土台であり、背骨や骨盤の安定は、下肢の安定なくしてあり得ません。そこで毎日常に履く靴についても、簡単に触れておきたいと思います。

靴に関して、心がけていただきたいことはこの3つです。

❶踵の高さが2センチから4・5センチの靴を選ぶ
❷踵が固く、足先が動く靴を選ぶ
❸1日中同じ靴を履かず、必要に応じて替える

踵の高さは、男性でも女性でも低ければ低いほどラクでいいというものではありません。2センチから4・5センチの高さのある靴は、外に広がる足を寄せる筋肉が自然につきます。したがって、その高さの靴を常時履くことをおすすめします。

それから踵の固さと、足先が動くかどうかは大きなポイントです。

靴は柔らかいほうが足を痛めないのではないかと思われるかもしれませんが、これもそうではありません。

たとえば砂の中に杭を打ち込んだら、杭は傾きますよね。だったら、固い土に打ち込んだほうが、杭はしっかり安定します。

第4章の「正しい歩き方」のところでも述べたように、歩行をするときは踵が地面に接地して、完全に地面について、蹴り出すという動作の連続です。

つまり接地したときは踵が安定していて、蹴り出すときは足先が柔軟に動くほうがいいというわけです。

そして、できれば通勤時の靴、職場で履く靴、仕事が終わって食事に行くときに履く靴というように、適宜履き替えていただきたいと思います。

靴の歴史が長い欧米では、1日3足履き替えるのもめずらしくありません。

メガネはサングラスをかけたり、仕事用のメガネをかけたりするのと同じく、アメリカ人は「靴は足のメガネ」という言い方もします。

若い女性は「今日は夜遊びに行くから」といってデザイン重視のハイヒールで会社

に行ったりするのではないでしょうか。

それが足の形を悪くし、ゆがみの元になるのです。ですから、面倒がらず靴は履き替えるべきです。


あとは付け加えると、**靴のお古をもらうのは絶対にやめてください。**

これは私の経験ですが、私が内股だったのは元をたどれば叔母の靴をもらったことが遠因でした。

おしゃれで可愛いデザインのものばかりだったので、喜んで履いていたのですが、それで叔母と同じ内股になってしまったのでした。

結果、長年におよぶ股関節痛をつくったというのは前述の通りです。

毎日履く靴の選び方によって、足の骨は簡単にゆがんでいきます。

膝、股関節、腰の痛みを防ぐには、靴も大切な要素であるということを覚えておいてください。

食事について――

「摂ること」と「出すこと」のバランスをとる

美容と健康の維持のためには、食事の摂り方も大事です。

しかし、現在は「何という成分が体にいい」というように、摂取することばかりが注目されがちです。

人の体は栄養素が少々足りなくても、自分でやりくりできるようになっています。過剰に体に食べ物を入れても、老廃物を増やすだけです。

よって、ここでは「摂ること」と同時に「出すこと」を述べたいと思います。

ダイエットのために食事に気をつけながらも、便秘に悩んでいる人は少なくありませんが、便秘は**米・水・油・足湯・指圧**によって解消できます。

●米

便秘がちの人によくみられるのは、食物繊維が含まれたおかずだけ食べて、お米は食べないということです。私も昔はそうで、おかず好きでお米は美容の大敵と思っていました。

しかし、中医栄養学、マクロビオティック、アーユルヴェーダ医学を学び、また数多くの患者さんを診てきて、考えが大きく変わりました。

毎食お米をたくさん食べている方のほうが、明らかに体力があり、冷えがなく、便秘もないのです。

反対にお米は避けて、おかずばかり食べている人のほとんどは、血が汚れ、冷えと便秘の悩みを抱えていました。

お米は体の中に入るとゆっくり燃焼されるので、腹もちもよくイライラすることがありません。何より食べた以上に、体内にあるものをきれいに排出してくれます。

いまは患者さんには、お米を食べるようにおすすめしています。

それまで食べ過ぎていたメタボ体型の男性なら、おかずは少量にしてごはんと梅干しと具だくさんのおみそ汁の食事にするだけで、あっという間に数キロ減量します。肥満の人も、便秘の人も、ぜひお米を食べてください。


また、歯の形状にしたがって食べるという考え方もあります。

トラやライオンなどの肉食動物の歯のほとんどは、肉を引き裂くための犬歯です。

しかし、ウマやロバなどの草食動物は草を食べるため犬歯はありません。

一方、ヒトは犬歯が上下２本ずつ計４本ありますが、サルと違って十二指腸をもっています。

この十二指腸をもっている動物はヒトとゴリラだけで、ゴリラの犬歯は木の実を割るためのものです。


人間の場合、歯の構成は左右に「臼歯5対・門歯2対・犬歯1対」となっています。

となれば、食べ物のバランスは「穀類５・野菜や果物２・木の実１」となります。

ベジタリアンではないなら、木の実を肉・魚にするとよいでしょう。食のバランスのイメージが変わります。

穀類に関しては、できれば発芽玄米を摂るようにしたいものです。

水

私たちは1日2リットルの水が、汗も含めて出ていっているようです。

そこで1日最低2リットル以上の水を摂らなくてはいけません。

アーユルヴェーダでは、1日コップ4、5杯の白湯を食間に飲むのが良いとされています。白湯は老廃物を取り除く健康法です。酸化還元した水が良いのですが、白湯は真水と比べて酸化還元率が高いようです。

油

アーユルヴェーダでは、消化の考え方が違います。

皮膚から脂肪、筋肉組織に入って、血中、骨、生殖組織に入って、精神にいたるまでを消化ととらえるので、ゴマ油やオリーブオイルをベースにしたオイルマッサージを施し、体の中の毒素を溶かして排出します。

これはエステで流行っていますが、本来は医療の中の中間処理の方法です。

おすすめは寝る前に、スプーン１杯のオリーブオイル（バージンオイル）を飲む方法です。

油の汚れは、油で溶かして出します。これは便秘だけではなく、アトピーなどの症状改善にも効果があります。

●足湯

冷えからくる便秘には、足湯が有効です。42、3度の熱めのお湯に塩を入れ、足を浸けて汗をかき、余分な水分とともに老廃物を出してしまいましょう。

体が冷えていると体内の酵素が働かないので、どんなに体にいい食事をしてもムダになってしまいます。

足の裏には、全身の汗腺の半分が集まっています。したがって足湯で体を温めることは、排出をスムーズにするだけではなく、体内酵素を活性化し、足の裏から老廃物を出すことにもつながります。

●指圧

運動不足も便秘の原因といわれていますが、デスクワークなどが多くあまり動かない人には、おすすめたいしたい２つの方法があります。

ひとつは指圧で、これは寝る前におこないます。最初に①の盲腸のあたりを圧して、しこりがあり軽い痛みを感じたらそれがたまっている便です。

グッグッグッと圧して離すを繰り返し、痛みがやわらいだら、今度は両手の指で②と③のポイントを交互にグッと圧して離すを繰り返します。

便がたまって硬くなっているしこりがなくなったら終了です。

翌日はスムーズに便が出ます。

【便秘に効く指圧】

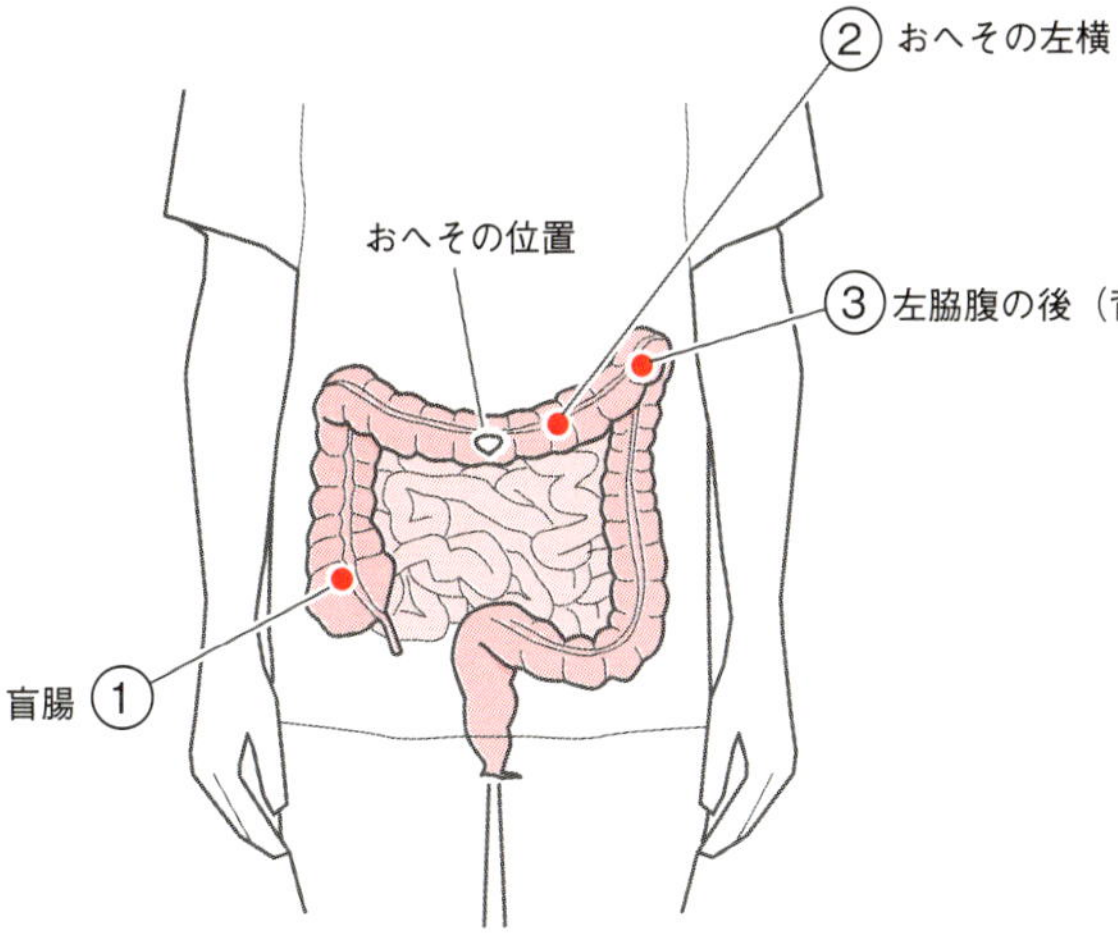

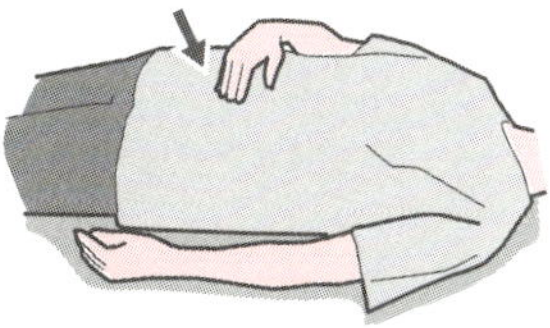

①
上図を参照に、右腹の盲腸を押す。

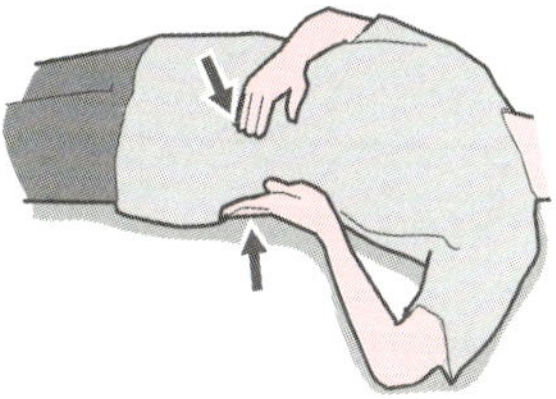

②③
おへその左横と左脇腹の後（背中）を交互に押す。

また、お尻の穴を締めおへそのあたりのお腹を引っ込める、力を抜いて、お尻の穴を締めお腹を引っ込めるを、始めはゆっくりだんだん速くリズムよく繰り返します。

1クール10回を、1日3、4クールおこなってください。

それから、もうひとつの方法は台所漢方です。食前にショウガ親指大、塩ひとつまみ、レモンひとくしをそのまま、または白湯に溶かして飲むことをアーユルヴェーダではすすめています。

これは消化を助け、未消化物をつくらないための方法です。胃腸の弱い人はもちろん、むくみや便秘しやすい人はぜひ続けていただきたい健康法です。

心のあり方について――

エネルギーを高め心と体のメンテナンスを

だれしも生活の中でストレスを受けたり、悩みが生じます。

現在のことだけではなく過去の出来事でも、そのときの記憶は体に刻み込まれています。

心のありようが体の症状として出現するのは、だれにでも起こり得ることです。

ずいぶん前の話ですが、体が極度に緊張していて、運動はおろか前屈もまったくできなかったお子さんが、お母さんに連れられてやってきたことがありました。

私はそのお子さんに骨格の矯正をしたうえで、ネガティブな感情から解放するセラピーをおこないました。

「学校の先生も友だちも、こんなに体の硬い子はいないと言う。運動も全然できなくて悲しい」という感情を自ら認めるようにし、それを解き放ったのです。

そのとたん、緊張がとれて前屈の手が床につきました。

また、幼いころお母さんから言われた言葉がトラウマになって、足首が動かなくなっていた方もいました。

この女性にも心のセラピーを施して、「もう終わったことだし、いまはあのときのお母さんの気持ちも理解できるので、あのときの悲しかった思いから解放される自分を認めます」という具合に、お母さんの言葉で傷ついた自分と向き合い、それを手放した瞬間に足首が動き出したのでした。

このように心の状態は、映し鏡のように体に出てくることがあります。

ですから、自分の体を守るために心のセルフケアをすることも重要です。

怒り、悲しみ、悔しさ、淋しさといった感情にとらわれそうになったら、エネルギーを高めてください。

自分で早めに心のケアをすれば、体に深刻な影響がおよぶことを防げるのです。

おすすめしたいセルフケアは、子どもでもだれでも簡単にでき、体も柔らかくなり、ツキも上がる全身調整法として**「チャクラ調整」**があります。

体の中には、生命エネルギーが集中するポイントとして「チャクラ」が存在しているといわれています。大きなポイントは７つあります。

【チャクラ調整】

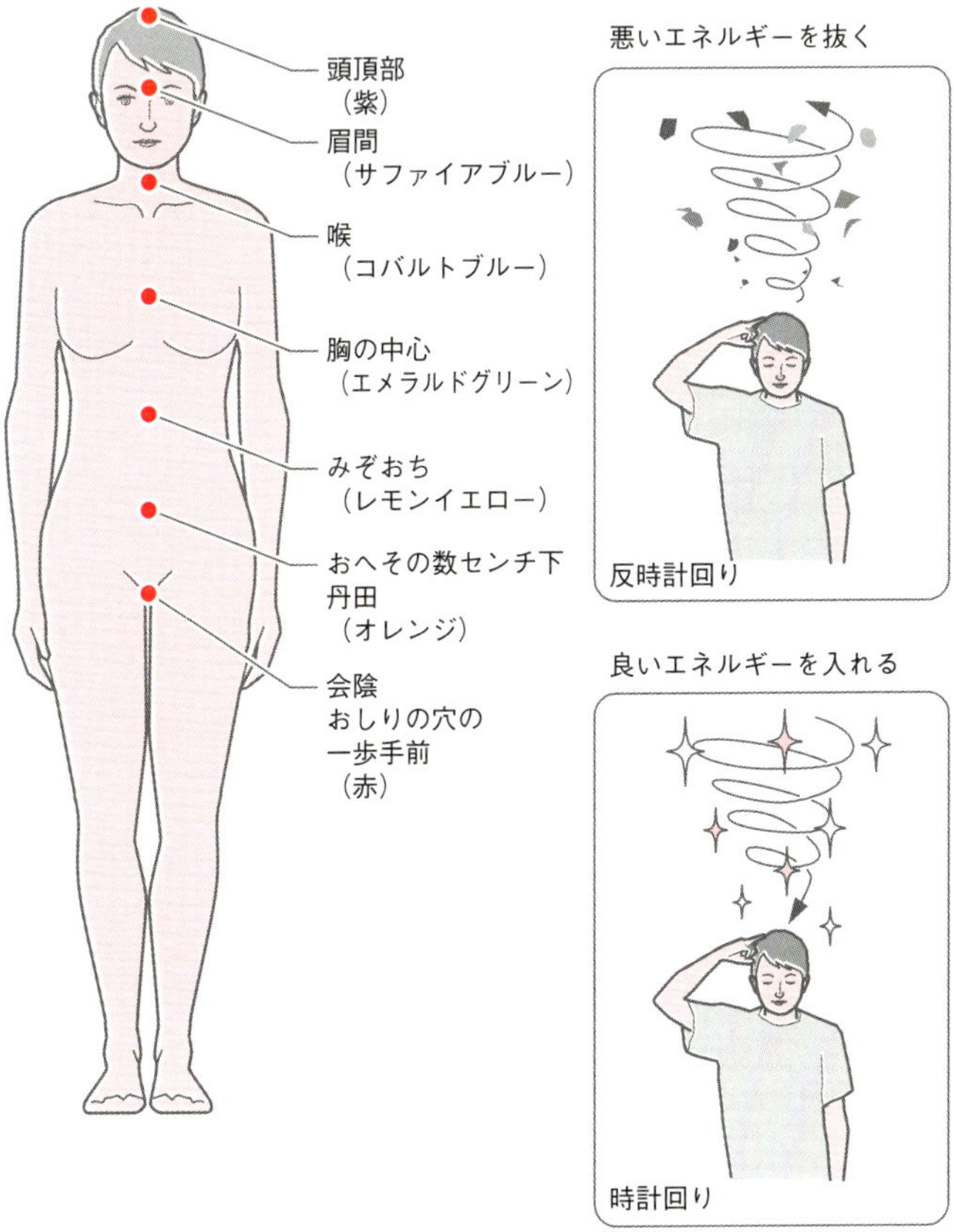
頭頂部
（紫）
眉間
（サファイアブルー）
喉
（コバルトブルー）
胸の中心
（エメラルドグリーン）
みぞおち
（レモンイエロー）
おへその数センチ下
丹田
（オレンジ）
会陰
おしりの穴の
一歩手前
（赤）
悪いエネルギーを抜く
反時計回り
良いエネルギーを入れる
時計回り

頭頂部（紫）
眉間（サファイアブルー）
喉（コバルトブルー）
胸の中心（エメラルドグリーン）
みぞおち（レモンイエロー）
丹田（オレンジ）
会陰（赤）

チャクラは肉体、精神、魂と大きく関係しており、時計回りにエネルギーが回転して、頭頂部から会陰に向かって流れています。

エネルギーを入れるときは、チャクラの前で指を時計回りに回転させ、エネルギーを抜くときは、色をイメージしながら反時計回りに回転させます。

チャクラの流れのバランスをとることでエネルギーが流れやすくなり、「体が軽くなる」「体が温かくなる」「緊張がとれる」といった現象がみられます。

❶まず両足を揃えて、前屈をします。このときの体の曲がる感覚、硬さを覚えておいてください。

❷人指し指を反時計回りでグルグル回転させながら、頭頂部・眉間・喉・胸の中心・みぞおち・丹田・会陰の順に「悪いエネルギーが体の中から出ていく」イメージを描き、エネルギーを抜いていきます（指を回転させなくても、イメージだけでもできます）。

❸今度は、頭頂部・眉間・喉・胸の中心・みぞおち・丹田・会陰の順に、人指し指を時計回りでグルグル回転させながら、今度は光り輝くキレイなそれぞれのチャクラの色の「エネルギーが入ってきた」とイメージして、良いエネルギーを入れていきます。

❹最後に、頭頂部から黄金の光が体中に満ちて、会陰から足元に向かってストーンと抜け、体中のマルマ（経絡のようなエネルギーの出入り口）から黄金の光があふれ出て、全身が包み込まれる状態をイメージします。

さらに黄金の光は、自分のいる部屋から全世界、宇宙までも広がっていき、愛のエネルギーいっぱいに満たされているイメージを描きます。

❺再度、前屈をしてみてください。チャクラ調整をおこなう前よりも体がやわらかくなっていたら、緊張がとれてチャクラ調整完了です。

うまくできれば顔色が良くなり、体がポカポカ温かくなってきます。
悪い感情のエネルギーがとれて、体のバリアが広がった感覚を体感するはずです。
心と体が疲れているときは、このチャクラ調整法でエネルギーを高めてください。
あなたのいる空間も同時に調整され、場のエネルギーも高まります。

エピローグ

健康で幸せな
人生を
送るために

これまでの歩みで私がめざしてきた理想の治療

美容と健康の道を歩み出してから、25年以上もの年月が経過しました。

私は一人でも多くの方々のために役立つサロンづくりをめざし、研さんを積んできた日々のなかで、理想とする治療のあり方を探り続けてきました。

1993年、いよいよ東洋医学健康研究所を設立するにあたって、心に決めたのは「すべての方に最善のケアを提供させていただく」ということです。

設立時はまだ、世の中にはバブル期の余韻が漂っていました。

きらびやかなサロンを開けば、一時的には大流行りしたかもしれません。しかし、いくら見かけが華やかでも土台がしっかりしていなければ、経営はあっという間に崩れてしまいます。

飲食店とエステサロンを経営していたときも、私は店で扱う自然の食材や商品にはこだわり抜いて、お客さまの信頼を得る努力をしてきました。

飲食店もエステサロンも内容で勝負し、繁盛店とすることができました。

そのような実績がありましたから、きらびやかさに走るのではなく、私がそれまでに学んできた知識を統合したサロンにするべく、東洋医学健康研究所と名づけました。

カイロプラクティック、中医学、漢方、薬膳、気功、アーユルヴェーダ、エステティックといった**多角的な視点から、一人一人の方の健康状態に合わせてベストのケアを常におこなうことを基本理念としたのです。**

開設後は、来ていただいた方には精魂こめて施術をさせていただきました。やがてその方たちがお友だちやご家族を紹介してくださって、どんどん人の輪が広がっていきました。

こうして10年、20年が経過し、いま京都と東京のサロンではありがたいことにお客さまがお客さまを呼んでくださり予約が埋まっています。

京都のサロンは開設時より、あらゆる年代の患者さんが来られています。症状も膝や腰、股関節の痛みから、全身的な疾患までさまざまです。あちこちの病院を転々とし、いろいろな療法を試したけれど治らなかった方も大勢いらっしゃいます。

一方、東京のサロンは美容や予防を目的とされる方が多いのが特徴です。やせたい、腕を細くしたい、足の形を矯正したい、あるいは顔の骨格を整えてキレイになりたいという女性が多く来られています。男性はメタボ体型を治したいとか、健康維持のために施術を受けられる方が数多くおられます。

京都でも東京でも、ある症状の治療をおこなうと、その方の紹介で同じ症状の方が次々と来られます。

たとえば骨格の矯正で顔がキレイになったとしたら、まわりから「何をしたの？」と聞かれて、女性が続々と来られます。

またはわずか1カ月で別人のようにスリムになった男性であれば、やはり周囲の方から「どうやってやせたんだ?」と驚かれて、紹介がつながっていきます。

それは単にキレイになったとかやせたという美容上のことだけではなくて、もともと抱えていた肩こりや腰痛、頭痛、便秘、アレルギーといった症状もなくなって、すっかり健康になるからだと考えています。

だから、どなたも自信をもって、まわりの方々に紹介してくださるのではないかと思うのです。

一人でも多くの方の美しさと健康を願って

現在は、骨格を正しい位置に戻すリ・ジェネセラピーを治療の中心としています。

さらにリ・ジェネセラピーにプラスして、中医学、漢方、薬膳、アーユルヴェーダなどに基づくアドバイスおよびセルフケアの指導をおこない、それぞれの方が自ら健康を維持するためのお手伝いをしています。

ですから、私はひとつの症状の治療だけをしているわけではないのです。

たとえばダイエット目的の方だとしたら、ダイエットのためだけの治療はしません。腰痛の治療で来られた方だとしたら、腰の痛みをとるだけではありません。

リ・ジェネセラピーによって全身が整う結果として、その方にとっての大きな問題が解消するので、ある症状だけに特化するという治療法ではないのです。


骨格が正しいニュートラルな位置に戻ることで、体のゆがみが消えて、太っていたらやせますし、不妊症だったら妊娠が可能になり、腰痛だったら痛みがなくなります。

その方によって、体の痛みや悩みは違うので、「この痛みに効いた」「この症状がなくなった」という言い方をされますが、全身に効いているから、その痛みなり症状が改善されているのです。


私は東洋医学健康研究所開設に至るまで、いろいろな分野の勉強を重ねてきました。

自分の強みは何かといったら、多様な療法を学んできたからこそ、最善の治療の方向を見出せるということなのではないかと思います。

ひとつの専門分野を極めた方は、その分野の治療においてはすぐれています。しかしながら、一人の患者さんの全身を見極めたうえで、全体的な治療の方向性を選択することはできません。「専門家ほど全体が見通せない」といつも言うゆえんです。

私は幅広く学んだことで〝木を見て、なおかつ森を見る〟ことができるようになったと自負しています。

また、リ・ジェネセラピーに加えてその方に最適な漢方を処方したり、食事法や生活上の動作の指導など、ご自分で健康の維持と向上ができるようにアドバイスするのも、ほかにないオリジナルのトータルセラピーであると思います。

無我夢中で臨床経験を積んでいたころ、ある患者さんにこんなことを言われました。「私は世界中の有名なプロを知っています。でも先生の治療はこれまで受けたどんな治療とも違って治るのヨネ！」

世界中のプロを知っている患者さんが、ほかの治療と「違う」と言ってくださったことが、私にとって大きな自信につながりました。以後、多数の結果を積み上げてきました。

たくさんの方々から信頼いただけるまでになったのは、やはり多面的な視野で治療をしてきたからこそだと実感しています。

深い専門性を有することはもちろんすばらしいことですが、それでは特定の部位を〝治療して終わり〟となりがちであることは否めません。

本当に健康になるには、痛みや症状がなくなってからが大切です。

患者さんが、意識を変えて行動を変える。そこまでいって、はじめて健康も若々しさも美しさも保つことができます。

意識が変わらなければ、行動は変わりませんし、行動が変わらなければ、痛みや症状をつくっている根源はなくなっていないのです。

健康になるということは、〝治療をしてもらって治してもらって完了〟ではありません。

痛みや症状から体や心が発するメッセージを受け入れ、それを自らが治していこうとするプロセスがいちばん大切なのではないでしょうか。

私は「あらゆる体の不調は自分で予防ができ、治すこともできる」ということをみなさんにぜひわかっていただきたく、この本を書きました。

健やかな幸せな人生であるためには、普段の生活で何をすればよいのか。この本がそのことに気づくきっかけとなれば、私にとってこのうえない喜びです。

玉木志保美（たまき しほみ）
東洋医学健康研究所　代表

神奈川県生まれ。

東洋伝承医学研究所、アーユルヴェーダ専門家コース卒業。


１９８６年、東洋医学健康研究所の前身となる㈲ロイヤルエンタープライズ舞鶴を設立。

１９９３年、東洋医学健康研究所を設立。

漢方、光線療法、エステティックなどを行うほか、「臓腑・骨・皮膚・食・心」のバランスを中医学およびアーユルヴェーダ医学を基に判断し、美容から健康に至るまで総合的なアドバイスおよび施術を行う。

また、骨格を本来のニュートラルな状態に戻すことでズレや歪みを取り除くという独自の健康法を確立。

政財界を始め、芸能人にもその信奉者は多い。

東洋医学健康研究所（株式会社リ・ジェネ）
http://re-gene-house.com/

編 集 協 力　海部京子
装　　　丁　冨澤崇（EBranch）
本文イラスト　山川宗夫（Y.M.design）
本文デザイン　土屋和泉

「ゆがみ」は自分で治せる！

2012年11月 4 日　初版発行
2013年 2 月13日　2刷発行

著　者　玉木志保美
発行者　野村直克
発行所　総合法令出版株式会社
〒107−0052　東京都港区赤坂1−9−15
日本自転車会館2号館7階
電話　03−3584−9821㈹
振替　00140−0−69059
印刷・製本　中央精版印刷株式会社

ISBN978−4−86280−333−7